自然醫學
智庫全書

U0023455

，自然醫學的智慧先驅！

薛仲玲 Siria
自然醫學博士 —— 著
許心華 博士 —— 總編審

阿育吠陀
Ayurveda 實證醫學

疫病時代，開啟調癒契機

身體排毒，身心靈全面淨化｜阿育吠陀平衡科學
情緒排毒，調整內外和諧頻率｜阿育吠陀預防醫學
覺察自己，釋放壓力｜呼吸療法
五感復甦，正向思維｜冥想靜心療法
肢體解放，情緒釋放｜動態靜心療法

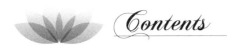

Contents

目錄

前言
阿育吠陀，穿越療癒之門

薛仲玲 Siria 博士

「砰——」一個甩門，迎面而來就是一陣痛打，習慣隱忍、從不辯白的情況下，最後往往是一陣鼻青臉腫。然而這份疼痛，不只是留在身體上，也烙印在我的靈魂上。

兒時的家庭創傷，父母失和，最後走上離異之路，一句：「妳要跟爸爸，還是跟媽媽？」從此成了天秤兩端的拉扯，加上哥哥也因為家庭緣故深受打擊，性格上發生了巨大改變……。

然而，這只是我幽暗過往的其中一小段故事……。

🪷 牢籠或翅膀，選哪一個？

母親在我 15 歲離家後，我一邊擔負起照料父親及兄長的生活起居，一邊完成學業。

大學畢業後的我，進入人人稱羨的金融業，白天在銀行上班，傍晚趕去牙醫診所兼差，週末又到飲料店打工，當我結束一天的行程，回到家已經筋疲力竭，生活的重擔壓得我喘不過氣，一點都不快樂，健康也

隱隱出現了危機。

於是，我提出辭呈，毅然決然跨入芳香療法的領域，儘管跌破眾人眼鏡，紛紛表示可惜，於我來說卻是打開了另一扇窗口，迎來重生的契機。

那段時間經過紮實又嚴謹的訓練，過程中接觸到心理學理論提醒了我，從暴力家庭出身的小孩，若是沒有處理內心陰影，便會吸引相同的事件來到生命裡，導致惡性循環。

這些「未消融的感受」沒有經過轉化與清理，因此無意識地吸引了相同的情節，亦即所謂的「量子糾纏」，才會引來更多的暴力、刁難與波折。

這份領會便引領我，在日常生活中更加細膩地進入內在的覺知，揪出思維、起心動念中很隱晦的部分，成為我走進身心靈之旅最初的起點。

牢籠或翅膀，你會選擇什麼？問問鳥兒吧！

恐懼或愛，寶貝，別說出答案，因行動勝於空談。

要付出多少，才足以喚起一代人？該怎麼做，才能讓一個人御風飛翔？

（*Cages or wings, Which do you prefer? Ask the birds. Fear or love, baby? Don't say the answer. Actions speak louder than words. What does it take to wake up a generation? How can you make someone take off and fly?*）

這段歌詞出自劇作家強納生‧拉森（Jonathan Larson）的〈勝過言語〉（Louder Than Words），彷彿也是我一路不斷探尋的問題核心。

人生中每一旅程都是抉擇，但不論是哪一個選擇，都是一段段從 A 點到 B 點的過程，端看自己如何創造。

直面恐懼，走出情緒牢籠

生命總會發生意料之外的事，越是想要逃避就越會發生，但是當我們勇敢迎向心中的恐懼，恐懼自然就消失了。

一如《般若波羅蜜多心經》所說：「心無罣礙，無罣礙故，無有恐怖，遠離顛倒夢想。……」唯有打破執著和框架，遠離痛苦、恐懼和一切虛妄的泥淖，帶我們找回內心的大自由。

後來接觸到阿育吠陀療法、合一覺醒課程，親身印證了這份深刻的涵義——直面恐懼，才不會讓破壞性、重複性、摧毀性的事件再度來到生命裡，順利走出情緒牢籠。

於是，2011 年我走入印度合一大學，穿越靈性療癒道路之門，就像打開潘朵拉的盒子般，進入前所未有又不可思議的蛻變。

「我以為的受苦，也不是真的，所有眼前以為是真實的事物，其實都是虛幻，所以不用緊抓痛苦……，所有一切情緒的背後，都源自於深

層的恐懼，害怕失去、害怕沒有某個人或某件事，就不能成為這個、成為那個，而那些恐懼，都不是真的……。」

那時的我，因為員工與老師的聯合背叛，深受打擊，沉浸在怒不可遏的情緒中，整整一個月心神不寧。有一天，當我待在自己經營的身心靈中心大廳時，突然出現很深的領悟：「這個人都已經離開了，為什麼我還沒放下？」

這不正是各種宗教或靈性在說「無法活在當下」的體驗嗎？不也是年輕時感情受創所經驗到的「由不得苦」嗎？原來這次之所以如此憤怒，都是源自同樣的情緒。

當下的理解，使我有如大鳥宏觀的視野，在俯瞰、綜觀全貌時，敢於直面恐懼，也帶我看見出路。

調整內在頻率，穿越自我療癒與育人之路

家暴、失戀、職場霸凌、車禍、流產與家族誤解……，通過一次又一次岔出的生命事件，讓我領悟到這些真諦，也在這些歷程的洗禮下，發現自己能夠更有力量地迎接生命中的各種變化球。

從來沒有想過生命中曾以為的苦難，在日後得以成為助人助己、自癒育人的工具。

　　我的生命因著這份信任，激發出源源不絕的創造力，並引領我踏上前所未有的勇氣之路。這條療癒之路率先幫助了我，陪伴母親走過阿茲海默症與癌末臨終的安寧療護階段，讓她得以用最寧靜和緩的方式善終，從中學會寬恕的真實意涵，完成母女此生最圓滿的學習，昇華成為生命的坦然面對與接納。

　　種種事件的發生，都是為了帶領自己穿越迷霧，領悟到生命由順勢而為，順流而行，最後得以御風而起。

　　自此，我開始一系列靈氣療法的學習、阿育吠陀醫學中的應用及型體診斷學、輔助儀器的操作實務，一個個意識醒覺的種子開始萌芽，進而成為合一訓練師、合一神聖房間帶領人，啟動身心靈療育的整合教育計劃。

⚜ 排毒、淨化、調癒，阿育吠陀實證醫學

　　身處疫病時代的我們，面臨諸多生活考驗與家庭、健康、經濟壓力，人的意識也因為 COVID-19 疫情的發生，內心惶惶、恐懼害怕的情緒波動，引發了另一個契機，開始懂得反璞歸真，願意回頭看自己的生命，也願意調整飲食以達到身心靈的健康，回歸身心靈和諧與平衡。

　　阿育吠陀（Ayurveda）作為印度教及佛教 5,000 年的傳統醫學，同時是世界上最古老、保存最為完整的身體療癒體系，令我得到深沉的寧靜，平和與放鬆，便是此時此刻作為最好的轉化與運用，幫助排毒、淨化、

調癒自身。

這本《阿育吠陀實證醫學》立基於此，作為第一本理論與方法的前導，經學術淬鍊而後整合出身心靈系統的實證，接續將啟動一系列「自然醫學智庫全書」主題作品，開展出調癒身心的生命系統學宏景。

期盼有緣翻開此書的朋友，跟隨著阿育吠陀的腳步，一起穿越療癒之門──

【輯一】帶領初步認識阿育吠陀療法，學習如何與大自然和諧共處，調劑並療癒身體能量，啟動自我修復的科學，成為走入生命醫學的智慧起點；

【輯二】阿育吠陀作為預防醫學先驅，如何運用五元素和三境，賦予出個人獨特的生命型態，釐清體質設定、型體結構，為自己定序，進而重返自然體質，喚醒身體中的能量，啟動復原力；

【輯三】藉由呼吸療法，覺察自己，釋放壓力，包含左右脈淨化呼吸法、三鎖印呼吸法、清涼呼吸法、蜂（嗡）鳴式呼吸法等氣息調控的居家實修與練習指引；

【輯四】剖析冥想靜心帶引五感的全面復甦，啟動正向思維能力，彙整鏡子靜心、大山靜心、燭光靜心、光的靜心、脈輪靜心、蝴蝶靜心、瀑布靜心、頂輪觀想靜心等居家實修與練習指引；

【輯五】闡述動態靜心療法如何引導肢體解放，達到情緒釋放，並演繹動態式靜心、奧修動態靜心、亢達里尼靜心、那塔若吉靜心、蘇菲旋轉靜心等居家實修與練習指引；

同時，特別收錄我在身心靈工作場域中，22 年來自然醫學實證的精選案例，藉由阿育吠陀生命科學與各種療法的交叉應用，帶領個人與團體恢復身心靈的平衡與健康，重新看見「當下」的自己，療癒「過去」的傷痛，找回邁向「未來」的勇氣。

* * *　　* * *　　* * *

當我再次回顧過往，一切的路都沒有白走，原來都在鋪陳這一切，經過 22 餘年的靈性追尋、自然醫學探求與實證研究，走訪法國、德國、美國、印度、雲南、四川、馬來西亞等靈性聖地，落實並整合出一套有效的身心靈實修方式，期盼將這份療癒精髓傳達給更多的朋友。

如今，我成為我自己，找到並走出一條屬於自己的道路，改寫了人生劇本。當一個人能看見自己的價值，就能看見生命的終極意義，這無非就是愛與接納、面對與勇敢、感恩與寬容。最終，重塑了生命的完整性與原貌。

現在，如果再次問問自己：「牢籠或翅膀，你會選擇什麼？」

別說出答案，就讓我們實際行動吧！

祈禱文

宇宙存在的秘密：接受人生中所有美好和煩惱的事物。

我們需要不斷地付出、給予；讓給予成為牢不可破的習慣。

這麼做，可以慢慢地接上宇宙充沛的祝福能量。

虔誠地大聲唸出，祝禱未來美好的願景，祝福你們心想事成。

我放下所有的悲傷、憤怒、恐懼，

我敞開心胸，接受人世間所有美好的事物。

現在的我，非常放鬆、健康，

現在，我的靈性越來越清明、純淨。

我擁有更多愛人的能力，

我的本質就是愛與圓融。

我用虔誠的心，接收上天所給予的幸福與平安，

我將滿滿的愛和豐沛的生命力，分享出去，

感謝！感謝！感謝！

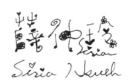

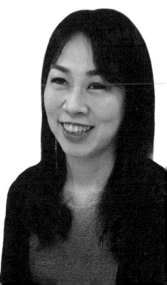

醫療之母，調癒身心的生命科學

阿育吠陀療法

輯一

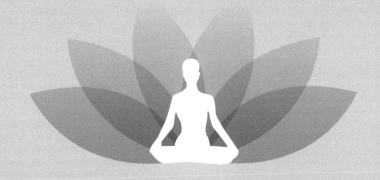

　　回頭審視阿育吠陀的梵語原意──Ayur，就是「生命的智慧」（Wisdom of Life）。

　　5,000 多年來，一直被無數印度傳統家庭使用，是現代藥理學的開山鼻祖，更被譽為「醫療之母」。

　　透過阿育吠陀療法，學習與大自然和諧相處，調劑並療癒身體能量，啟動自我修復的科學，成為生命醫學的智慧先驅。

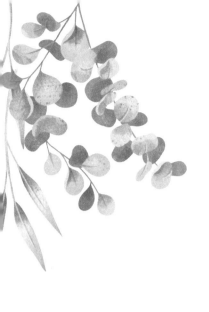

1-1

醫療之母——阿育吠陀療法

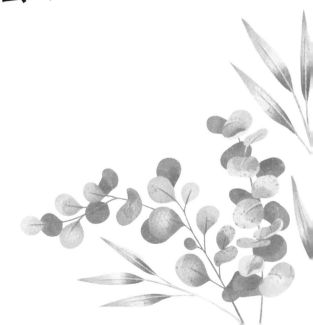

　　幼時的家暴恐懼及過去的情緒起伏，20 多年來，我尋訪各種身心靈課程，唯有在阿育吠陀的自然療法中，得到深沉的放鬆、解放……。

　　阿育吠陀（Ayurveda）源自兩個梵語——Ayur（生命）和 Veda（科學），作為印度教及佛教 5,000 年的傳統智慧，也是世界上較古老、保存較完整的身體療癒體系。

調癒身心，生命醫學的智慧先驅

　　阿育吠陀認為，人體是大自然的一部分，同時包含三大能量系統，分別是娟塔（Vata）、 琵塔（Pitta）和卡珐（Kapha），對應到自然界的 5 種元素——空間（乙太）、風（空氣）、火、水、土。

　　其中，乙太和風結合形成娟塔，火和水結合形成琵塔，水和土結合則形成卡珐，假使三大生命能量失去平衡，身體的各項機能會受到阻礙與失靈，導致病兆。

　　若是透過阿育吠陀療法，學習與大自然和諧相處，調劑並療癒身體中三大能量達臻黃金比例，啟動自我修復的科學，成為生命醫學的智慧先驅。

　　隨著嚴重特殊傳染性肺炎 COVID-19 席捲全球，因現代治療方式受到侷限，連專家們都束手無策、困惑無望之際，人們開始回頭求助於這

門自古至今已真正幫助人體身心靈達到平衡和諧的健康奧秘——阿育吠陀。

　　阿育吠陀正是一門調癒身體及情緒的科學，不僅是歷史上最早的醫學體系，在現今更象徵著務實與健康的生活方式。

阿育吠陀 VS. 量子糾纏，振動平衡的科學

　　「生命的一切都是振動頻率。」關於量子與生命之謎，愛因斯坦如是說。

　　量子物理學家也認為：「世界上的一切皆是能量，一切都為振動。」

　　科學家們前仆後繼地投入量子研究，一致認為世間萬事萬物源自一種振動，而且因振動頻率不同和相互影響，形成不同物質與多元豐富的世界。

> 人體所有器官與生理過程，
> 都會有一個相對應的量子型態。

近年來，量子科學的論點極為普及，許多人紛紛開始深入探討生命、大腦、情緒、意識與量子醫學，舉凡出版量子糾纏、弦理論、M 理論、平行宇宙等相關主題書籍，皆可進入暢銷排行榜，這也說明時下趨勢，以及量子科學時代的來臨。

根據量子理論，人體是一個小宇宙，每一個細胞都是帶電體，有各自的獨特磁場、電波、頻率，每個組織、器官也各有不同磁場、頻率。當體內的物質、能量、信息和諧共振，量子分子合一、大小合一，自然無為就無憂無病。

科學研究已經證實，量子和疾病之間有著密不可分的關係，焦慮、煩惱、生氣、恐懼，原來都是因為體內的量子失序！

那麼，阿育吠陀與量子糾纏，又隱含哪些神秘關聯呢？

阿育吠陀醫學認為，人體所有器官與生理過程，都會有相對應的量子型態。

因此，從量子醫學角度來看，由於內外因壓力而形成一種不平衡狀態，才會藉由症狀顯露於外，若採用適當的量子頻率振動波頻，調節身體、平衡情緒，就能恢復身心靈健康。

⚜5,000 年家傳實踐，現代藥理學的開山鼻祖

當我們回頭審視阿育吠陀的梵語原意 आयुर्वेद，就是「生命的智慧」
（Wisdom of Life），5,000 多年來，一直被無數印度傳統家庭所使用，
更是現代藥理學的開山鼻祖。

因著時代的趨勢感召，阿育吠陀的知識近年來又被廣為重視盛行，
它並非只是流行，在這門古老的知識中，蘊藏的醫療智慧同樣適用於此
時此刻，特別是人類正面臨宇宙中巨大的轉變。

阿育吠陀古老的歷史可上溯至西元前，起初透過口述方式代代相傳，
而後寫成一部印度聖書——《吠陀經》（Veda）。

《吠陀經》一共有 4 冊，分別是《梨俱吠陀》（Rg Veda）、《娑摩
吠陀》（Sama Veda）、《耶柔吠陀》（Yajur Veda），以及《阿闥婆吠陀》
（Atharva Veda）。

這 4 冊內容包含如何烹煮食物、住家生活環境、植物種植方法等，
而《阿闥婆吠陀》是最晚出現的一部經典，記載許多有關疾病、藥草種
類、藥草的準備與運用、身體淨化與回春技術，以及如何維持人類身體
健康平衡等珍貴資料，是現代研究古印度醫學史的重要書籍之一。

阿育吠陀醫學最早在印度梵文史詩《摩訶婆羅多》發現，古典梵
文描述的「阿育吠陀醫學」共分為——內科（Kayachikitsa）、兒科

（Kaumarabhritya）、外科，含外科手術技術及異物的取出（Shalya Tantra）、頭頸外科學及治療、眼科學與耳鼻喉科學（Shalakya Tantra）、精神病學（BhutaVidya）、毒物學（Agada Tantra）、延緩身體老化的老年學（Rasayana）、生育學（Vajikarana）等，共有 8 個種類組合而成。

⚜ 醫療之母，阿育吠陀的現代醫學運用

「阿育吠陀，真的適用於現代社會嗎？」有些人不免有這層疑慮。

千年前的生活方式與現今雖極為不同，人類的居住地、飲食方式、生活習慣也都有變化，但人體的構造組織卻還是一樣，因此引發的身體問題仍與千年前相似，透過這門古老的智慧醫學，同樣能夠解決當今人類的健康問題。

經過幾個世紀的智慧相傳與累積，阿育吠陀醫學已是詳細闡述且錯綜複雜的醫學聖書，當中也包含舌診的判讀、舌苔的型態等，因此在中醫的脈診技術，也能見到阿育吠陀的影子。

如今，阿育吠陀不僅僅在發源地印度，也遍及了全世界各地均受到重視及運用，幾乎影響全球的醫學系統，因此印度阿育吠陀又被譽為「醫療之母」。

如今，這個古老的智慧經驗已從旁協助現代的醫藥科學，藉由阿育吠陀特有的本質，亦即保持恆久健康，以應對生命中一切的變化，令現代人能夠建立並維持均衡、健康的生命。

☘ 直指症狀，重回自然體質

現代醫學講求速效，把各個器官問題分科醫治，關注旁枝末節，卻忽略了整體性。

阿育吠陀認為，身體自成一個小宇宙，而宇宙就在體內，若能打開身體的能量通道，就能產生自癒的力量，奠定身體秩序的基石，讓自己重返自然體質。

身為自然醫學或自然療法的工作者、醫師，其目的不外乎是為了幫助人們達到身心的平衡，並非只有短時間的美麗，而是要讓整個人看起來整潔與有序，並帶來健康無病的期許，不再產生病症。

過去較依賴西醫藥物治療的人，缺乏對心靈的照顧，若能夠配合對心靈的認知，將能獲得更長久的喜悅和健康。

舉例來說，若因腿部橘皮困擾與下肢痠痛尋求醫療協助，一般現代醫學的方式，會因橘皮發生在腿部，而認為是腿部的問題，所以現代美容方式或醫學就只針對腿部進行處理，即所謂的「頭痛醫頭，腳痛醫腳」。

隨著科技文明的進步，研發的腿部產品種類繁多，有諸多針對蜂窩橘皮問題的腿霜唾手可得，甚至運用遠距離療法或氮氣等高科技醫美療法，導入產品迅速達到美觀之效，表面上看似已經治好症狀，但最根本的問題仍未獲得解決。

🪷 找出根源，自然醫學的終極奧秘

在人與疾病的關係中，依照阿育吠陀的醫學觀點，傾向找出造成橘皮與疼痛的根源，甚至還會追溯至童年創傷或驚嚇，是否導致肌肉層內部形成結晶阻滯，影響動靜脈的循環？

抑或是長期飲食不當、情緒壓力，造成消化之火無法順利在體內進行傳導、啟動與交換。

傳統的阿育吠陀會找出疾病根源，根據本體的能量狀態、分泌物、新陳代謝等，來選擇治療的方向，這也概括了所有順勢療法、自然療法、對抗療法的重點。

如今，已有越來越多西方科學趨之若鶩地研究這套系統，近幾年《Discovery 頻道》也做了好幾回阿育吠陀的專欄報導。

在阿育吠陀的世界裡，身心狀態平衡是健康的基石，因此尤其注重影響生命能的「五大元素」和「三種型體」，後面章節會再詳加說明。

	西方醫學	阿育吠陀
觀念	將每個人一視同仁,有同樣的骨骼、生理機能、致命過程相同。	每個生命個體都是獨一無二,具有個別的型體,特有的遺傳基因。
治療方式	服用化學西藥,追求症狀的清除,長期服用可能帶來副作用。	提倡草藥療法中和身體的不平衡,包括傳統中醫的針灸、順勢療法,全部藥方都是來自天然無毒的藥材,不使用人工添加物或化學調製品。
是否考量身心影響	較少考量身心相互之影響。	所有病症會使生理與心理互相影響。
目的	治癒疾病。	讓生活失衡的人,重新建立個人和諧的生活。

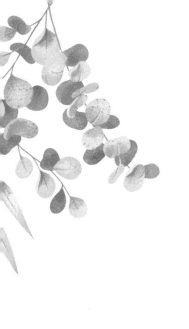

1-2
大宇宙揭謎，阿育吠陀五大元素

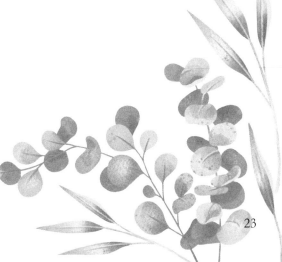

　　阿育吠陀的醫學觀認為，生命由身體、感覺、精神和靈魂所構成，所有環繞在我們周圍可觸及的萬事萬物，則統稱為「大宇宙」。

　　這個大宇宙由空、風、火、水、土等基本要素，組合成五大元素理論（Pancha Mahabhuta Theory）。

⚜ 宇宙之初的振動，演繹出五要素

　　相傳五大元素是數千年前的古老智者，口述流傳而來，他們透過冥想發展出世界「由虛到有」形成的概念。

　　如同人體能量系統圖所示，這樣的序位其來有自，一開始的虛無，到發出的第一聲響──唵（Aum），透過一道細微溫柔的振動音符開始，因而有了第一個要素──空（能媒）。

　　空的律韻產生了「風」，風的流動造成消耗而形成了「火」，也就為第三要素。熱能的產生溶解懸浮物質產生了「水」，而後水再透過凝固和冷卻而生成了「土」，即是最後一個要素。

　　其中，五大元素會相互影響，對應到不同的能量層，也會展現不同的面貌。

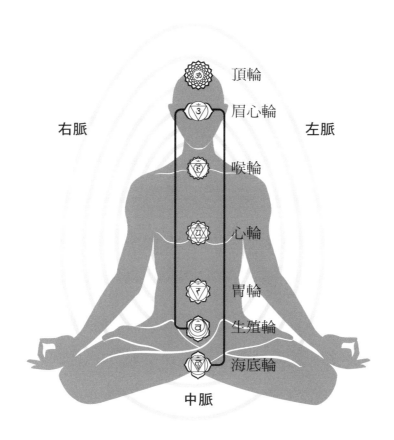

右脈

左脈

頂輪

眉心輪

喉輪

心輪

胃輪

生殖輪

海底輪

中脈

圖 1-1 人體的能量系統

在阿育吠陀的觀點裡，舉凡所有看到的、接觸到的，不外乎均由這五大元素組成。但我們在花園中所栽種的「土」，並非阿育吠陀談論的「土」，日常所喝的水，也不是阿育吠陀談及的「水」。

對阿育吠陀而言，從無機物界到生物界、從植物到人類、從器官的單細胞到養分，都是由五個元素彼此結合而成。

五要素依著不同的比例，組成並轉變成一切事物，若是以「水」這個最典型的範例，簡單說明五要素在自然界的情形：由固態過程即冰塊型態（土元素）受到加熱（火元素）而溶化（水元素），之後再蒸發（風元素），最後消失在空中（空元素）。

🪷 五大宇宙元素，接連孕育而生

五大元素的每一個要素，在人體中都有自己獨特的意義與確切位置，不同的組成比例，結合出三大型體——嫋塔（Vata）、琵塔（Pitta）、卡琺（Kapha），進而產生每個人獨特的生命型態。

> ''
> 世界上的一切皆是能量，
> 一切都為振動。
> ''

◆ 第一要素：空（梵文 Akasha）

「空」的特性是輕巧、具有一致性、透明性，所有身體中的「空間」都顯示出這個要素，普遍存在於鼻腔、口腔、腸胃、膀胱、肺葉、呼吸道、腹部、胸腔、毛細管等，在組織及細胞中的這些空間，都由第一要素掌管。

空元素，屬於分離物質的間距，是所有萬物的空間，也是身體內的空間，在此處每一個原子都是分子，構成所有物質世界的基本單位，儘管肉眼看不見，卻能夠感受得到，透過這樣的距離空間，幫助區別及辨識一切萬物。

◆ 第二要素：風（梵文 Vaya）

透過第一要素在空間中的活動，進而產生第二要素——風。

「風」的特性是乾冷、透明、可穿透性，在人體中透過心臟規律的脈動及各種肌肉的活動來展現。

它掌管如肺部的呼吸、生命能量（Prana）和器官氧氣的吸收，存在並活動於腸胃壁中的空間；而身體的風元素，例如：神經脈衝的輸入與輸出、神經反應的刺激、感官知覺和體機能的活動力，以及中樞神經系統的脈衝等，都受其支配著。

風元素，屬於氣體狀，具有動力性和活動性，有助使火燃燒，當火

被風吹到樹葉旁邊時，雖然看不到無形的空氣，卻聽得到風的能量流動。

我們也可以感受到通過喉嚨進入肺臟的空氣，這股流動的空氣（氧氣）正是維繫生命運作的重要基礎。

◆第三要素：火（梵文 Tejas）

「火」的特性是輕、熱、明亮、活躍且激烈的，在太陽系中，它是光與熱的源頭，而身體熱能來自於新陳代謝，火能促進消化，將食物分解成物質幫助吸收，它也控制所有的酵素、荷爾蒙等代謝作用，並且製造新的細胞組織，激活視網膜細胞調節視線。

火元素，具有使物質轉變型態的能力，能將固態物質轉變為液態和氣態，或將液態和氣態物質轉變成為固態。

舉例來說，太陽（熱）能可將冰溶化為水，而水經太陽（熱）能的照射影響下轉變為蒸氣，火造就了水，並提供成水的力量，因而產生氣候週期。

太陽光能啟動光合作用，在土中產生能量循環，其中還包含了飲食習慣，體內同樣存有火（元素）能將食物轉化為肌肉、脂肪，也能將食物轉化為熱（能）量，進而產生思考過程的神經反應脈衝，因此「思考」也隸屬於火元素。

◆第四要素：水（梵文 Jala）

「水」的特性是柔軟、液態、潮濕、既冷且沉重的，身體所有的液體、唾液腺、胃液、血漿與細胞質，都由水元素組成和支配。它掌控了如膀胱等身體液態的排泄作用，同時也是所有身體運作的基礎元素。

水元素，屬於不穩定的物質，具有變動性，綜觀水元素，會在蒸發—冷凝作用循環流動，水元素環繞在固態土物質的四周，從眾山到海洋的流動中，滋養一切生命。

就如同體內細胞間流動的血液、淋巴及其他液體，帶給人體生命能量、抗體、資訊、調節各血管中的溫度，並帶走所有排出的廢棄物。

◆第五要素：土（梵文 Prthvi）

「土」的特性是實心且巨大、粗糙、堅固、不活躍、稠密又沉重的，代表所有堅硬、固態的部分，包括骨骼組織、軟骨、肌肉組織、指甲、皮膚、頭髮等，都是由最後的土元素所支配，它也掌管組織的構造、大小，和身體的重量。

土元素，屬於固態（穩定）狀的物質，呈現穩定、固定和剛硬的特性，就像是岩石及土地，能夠抵抗水的腐蝕、風化作用。對應於人體，即是骨骼、組織細胞、身體結構、血液流動及傳送氧氣。

◆阿育吠陀五大元素：特性、身體組織、五感對應

五大元素	特性	身體組織	五感
空	空間、輕巧、一致性、透明，透過距離空間，幫助區別及辨識一切萬物	口腔、消化道、呼吸道、肺泡、微血管、膀胱、腹腔	聽覺
風	無形無色、具行動力及爆發力、乾冷、可穿透性，與體內流動有關	肌肉運動、心臟跳動、肺收縮、腸胃蠕動、神經傳導	觸覺
火	輕、明亮、熱的，將固態轉為液態、氣態，具有轉化性	掌控體內新陳代謝和酵素轉化的作用	視覺
水	液體、柔軟、既冷且稠密、潮濕、沉重	唾液腺、血漿、血液、胃液、細胞質、體液	味覺
土	實心、巨大、粗糙、固體、沉重、穩定	骨骼、軟骨、肌肉、指甲、皮膚、頭髮	嗅覺

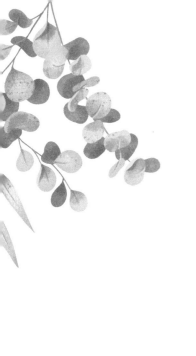

1-3
五大元素
人格特質與能量表現

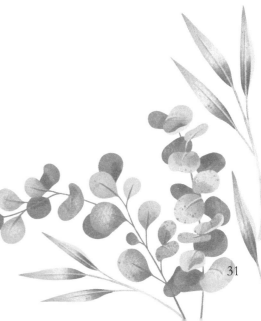

　　人是自然的縮影，因此擁有土、水、火、風、空等元素，人也是生命源起的展現，長養在天地之間，身體、心理、靈性無一不受其影響。

　　五大元素（Pancha Mahabhuta）以接連孕育而成的概念，由胚胎初始的生成，到提供身體組成的養分，蘊藏內在特質的差異性，持續以不同比例組合改變，並於最終達成一致。

☸ 土元素：人格特質與展現

　　「如果把土放在桌子上，接下來會出現什麼狀況？」

　　「當然會乾掉、變硬啊！」

　　「那麼，在硬和乾之前，它又是什麼狀態呢？」

　　「沉甸甸、紮實的感受。」

　　我們再換個比方，此時若是把水倒在桌上，第一時間當然會趕緊拿抹布、紙巾擦拭，避免水到處流動，正因水具有流動的特性，倒在桌上會到處跑。

　　但是如果倒土的話，就會慢慢堆積起來，成為一座穩固的小山丘，不會到處流動，這就是土的特質。

　　當我們和一個具有太多土元素的人相處，可能就會說：「你怎麼這麼沉重啊！」或是覺得對方：「個性好粗魯，一點都不懂得體貼！」、「怎

麼老愛坐著，也不起來動一動？」代表這個人有著不擅表達、不愛互動、個性固執、行為僵硬的表徵特質，整體思維和想法偏向土元素。

◆ 能量體質與健康判讀

土元素人的身體結構，包括骨骼、頭髮、指甲組織都比較穩固，意味著較不會有骨質疏鬆的問題。然而，要是骨骼上面有許多鈣化結晶，表示有著過多的土元素，也就容易出現肩痛、肌腱炎等毛病。

此外，軟骨、肌肉和頭髮都具有土元素，當「土」加上「水」和「空」，就會形成體積和重量，身體也會呈現比較厚實的樣態。

從營養成分來看，土代表的是礦物質，因此原始岩石變成土，當中就含有許多礦物質，意即土元素。

⚜ 水元素：人格特質與展現

當水被倒在桌面上，就會四處流動，而且必然是由上往下、由高處往低處的前進，屬於本質上的自然現象。

水具有柔軟、濃稠、沉重、冰冷的特性，其中冰冷又分為濕冷和乾冷，加上從一個地方流到另一個地方，也會讓人聯想到河流。當水元素和土元素結合在一起，就會結合土元素的特質，變得具有內聚力，就像做麵包的時候，就要拿水加上麵粉，假使要蓋一棟大樓，也要取泥土和水一

起攪拌,透過穩定、固定的土元素,結合流動、柔軟特質的水元素,才能發揮兩者特性的最大值。

同樣地,若是採用品質優良的麵粉,加上甘淳潔淨的水質,就能烤出香味撲鼻的麵包;若是使用好的陶土,加上好的水源,就能做出精良美麗又實用的花瓶。

◆ 能量體質與健康判讀

身體中到處都有水,大約有 70% 都由水分組成,包含所有的分泌液、唾液、腺體、血液、淋巴間液等等,細胞外的間質及細胞體內,也都具有水元素,舉凡體內流動的一切物質都涵蓋其中,以使人體這個有機物得以生存。

水元素人具備內聚力,有讓一切落實的特質。假使一個人非常霸道又固執己見,無法採納他人建議,表示缺乏內聚力,亦即缺乏水元素。若是一個人能夠聆聽他人所說的話,表示具有良好的水元素。

"

這門古老的智慧醫學,
同樣能夠解決當今人類的健康問題。

"

身體若有局部的水腫或腫脹情形，表示水分過多；若是做頸部的旋轉動作時，發出「喀喀喀」的聲音，就是太乾燥，代表頸椎當中有許多小沙粒（不流通的結晶體），就是土元素過多、水元素過少的緣故。

🔥 火元素：人格特質與展現

當眼前突然出現熊熊火焰，第一時間反應會想要閃躲、逃跑，表示火在本質上是動態、沒有預期，且十分快速的（水元素不會帶來這樣的感受），而且「火」有個往上走或往四周延伸的特性，也就是說哪裡有氧氣可供燃燒，它就往哪裡去，所以火元素具有方向性，即使我們阻止它往某個方向，它仍會往其他方向流竄。

正所謂：「星星之火，可以燎原。」當我們在滅火的過程中，拿起一塊布蓋住火焰，好像把火勢給止住了，但是當我們再把布拿起來時，火又重新燃燒起來了。

然而，除了上述因感受到生命的威脅，而有閃躲和撲滅的行動之外，另一種感受卻是可供取暖，它也是唯一可提供人們溫暖的元素，帶來光線和方向。總結來說，火呈現出動態且方向明確的特質。

當一個人陷在眼前的迷霧中，無法落實夢想，也不知道如何前進，意味著缺乏火元素。當我們看不清楚方向，不曉得怎麼做，缺乏方向性與動能，就表示缺乏光、缺乏火元素，而讓自己躊躇不前。

此外，冷漠或嫉妒，都代表火元素不足或過度。

當一個人給人安靜、冷漠的感覺，表示缺乏熱情、缺少關愛，即是缺少火元素；當一個人容易對他人產生嫉妒、怨恨，代表火元素過多，企圖心旺盛，亟欲掌控一切。

此外，若是有人因為掉落一根頭髮，就想找出掉在哪裡，或是糾結這根頭髮是不是自己掉的，都是因為過多的火元素在作祟。

◆ 能量體質與健康判讀

廚房中的火，可以幫食物加熱，把生食轉化成熟食，烹調出美味的料理，身體中也具備這種轉化力量，代表一種內部的新陳代謝。

阿育吠陀醫學中極為重視身體中的火（Agni），又稱為「生命之火」、「消化之火」，舉凡我們所吃的食物以及五大元素，都需要經過火的分類、轉化、重整、交換，透過「生命之火」讓身體得以攝取、吸收、消化食物，同時進行溫度轉換、組織再生等。因此，身體功能的一切「破壞與重建」，都與火息息相關。

有時候處在一個空間裡面，即使室內溫度一致，每個人對冷熱的感覺卻都不同，正是因為每個人體內的火元素不一樣，所以就有不同感受。

此外，流汗是人體新陳代謝的自然現象，但是可以觀察出兩種不同類型的流汗，一種是曬太陽之後，因陽光的熱度在體內產生熱能而出汗；

另一種則是三不五時身體就會出汗（或盜汗）。

當人體靠近一個有熱度的風（烤）箱，正常狀態下都會流汗，但有些人卻是因為情緒的波動而流汗，甚至是過度流汗，導致衣服溼掉，皮膚也溼了，使得衣服產生黏著性，因而沾染到不潔之物，產生不好的氣味。

就現代醫學的處理方式，就是把流汗的腺體（頂漿腺）割除掉，或是中斷造成流汗的神經系統，使其不再流汗。照此說來，假使下肢出現橘皮現象，因不想再看到這樣的問題，所以乾脆把視覺神經中斷，這樣不就可以眼不見為淨了嗎？這種「頭痛醫頭，腳痛醫腳」的做法，並非是最理想的治療狀態。

在阿育吠陀醫學的理論基礎上，流汗意味著身體處於過熱的狀態，體溫自然會上升，關鍵是要找出身體發熱的根源，並解決問題。

良好的身體自癒系統，來自五大元素的黃金比例，當某個元素過多時，我們應該試圖修改、調整，以幫助身體恢復到正常的平衡值。

另一種情況，當人體處於發炎狀態時，包含鼻竇炎、喉嚨發炎、肺熱、胃潰瘍、腸炎、生殖問題、尿道炎、蜂窩組織現象等，也會造成身體火元素過多。此外，火元素也與視覺神經相關。

當身體的某些區塊有過多的火元素，意味著過多的新陳代謝，導致

發熱；當身體某些區塊缺乏火元素，就會較為冰冷。這也解釋了為什麼有些人就算在夏天，雙腿、耳朵、鼻子仍然是冰冷的狀態，有些人在寒冷的冬天，雙手依然溫熱。

當我們瞭解五大元素的特質，就能理解哪些元素在影響自己的身體。

那麼，假使一個人如果缺乏火元素，需要提供或增加什麼？

當然是增加火元素，除此之外，還需要提供另一個相關元素：風。

為什麼是風呢？我們可以觀察一下，當火快要熄滅時，加入空氣（氧），火就會重新被燃起，但如果風來得太快、太急，就會加速熄滅。

因此，當某項元素不足時，需要觀察留意的是，有時只需要單純地補足那個元素即可，有時若只補足此元素仍會不足，就要適當地納入輔助元素，以恢復整體平衡值。

🪷 風元素：人格特質與展現

空氣看不到、摸不著，但我們可以稍微運用一點想像力。拿出一張白紙，然後把窗戶打開，風一吹，紙張就會到處飛，同時取決於風的特點：透明、沒有方向、隨意活動，因此紙張隨時都會掉下來。

然而，風具有滲透力，假使一扇門（窗）沒有關好，空氣就會從門縫（窗縫）滲透進來。風具有乾燥、寒冷的特性，當風與水元素結合，

就變成濕冷的空氣，當風與火元素結合，就成了乾冷的空氣，造成身體不舒服的症狀。

換句話說，風可以是潮濕的，也可以是乾燥的，而且具有變動性。

◆ 能量體質與健康判讀

既然風是一種變動無常的「活動體」，那麼它在身體上又代表什麼？

舉凡身體上所有會移動、活動的部分，都與風元素息息相關。

就醫學研究，正常人的心臟每分鐘會有 50 到 100 次的跳動頻率，當心臟在跳動時，身體機能就會跟著啟動，並且透過血液流動到全身，使人體有足夠的能量而得以生存。

當身體擁有這樣的能量，就可以發送指令傳達到神經，而後傳導到肌肉使其移動，維繫一個人的日常行動。

> 良好的身體自癒系統，
> 來自五大元素維持黃金比例。

就阿育吠陀醫學而言，並不會隨意為某些疾病命名，而是依此判斷某些疾病是因為缺乏五大元素當中的哪一個，作為基本的認知與語言。

就好比那些過度安靜的人，平時缺乏活動力，也就是缺乏風元素，而過度活躍者，意味著風元素過多。

除了肌肉活動屬於風元素之外，還包括器官的活動，例如胃部纖維因為有了風元素，才會開始消化、蠕動，當人體有很好的排便狀況，就代表體內有適量的風元素，反之，若是患有便秘現象，表示有過多的土元素。

另一個主導風元素的是神經系統，包含大腦的思維、皮膚接收刺激而回送到大腦，都是透過風元素，藉由皮膚的接觸產生振動的感受，也都與風有關，以下試著列舉參考：

- 若是一個人的想法不斷改變，穿著、飲食也經常改變，表示有過多的風元素。

- 若風元素過多，甚至超出數值，則會有骨質疏鬆症的問題；若風元素不足，則易有抽筋、心律不整的情況。

- 倘若是淋巴阻滯，往往是因為風元素過少，而水和土元素過多。

- 若有靜脈阻滯現象者，亦即風元素過少，而火和土卻過多的狀態。

- 當土元素變少時，風元素會變多。相對地，土元素變多時，風元素則變少。

🌱 空元素：人格特質與展現

當我們把「空」放在桌上時，會發生什麼事？當然是什麼都看不到。

對阿育吠陀來說，「空」就表示「空的空間」，它的本質非常輕盈、透明、均衡一致，不論從哪個角度看都一樣。因此，它有著最為純淨與高貴的特性。

空（或真正的空間），對我們來說極為重要，雖然較為神秘或抽象，而且不易用語言來描述，卻是五大元素中最重要的一個元素！

五大元素的其他四個都是來幫「空」運作，從生活層面觀察舉例：「為什麼蓋一棟大樓，要往上面去蓋，而不是往橫向去蓋？就是因為空間不夠。」

在人口統計學中，世界人口截至 2021 年 11 月已達到 79 億人，供人類居住的土地，顯然相對不足，於是我們只好「往天空的方向」去拓展，以便取得更多的生活空間。

若是我們要製造一個水瓶或容器，用來盛裝茶飲或葡萄酒等，不管是杯子或瓶罐，或是形狀如何，重點還是在於「那個空間」。

同樣地，我們製造一部車子，目的也是產生一個「空的空間」，以作為代步工具，載運我們到想去的地方，例如一台 9 人座休旅車，可以帶著家人們一同出遊，若是還想要放進寵物、腳踏車、野炊工具和食物

等，當然就需要更大的空間。

老子《道德經》也呼應到阿育吠陀的空間說法：「三十輻共一轂，當其無，有車之用。埏埴以為器，當其無，有器之用。鑿戶牖以為室，當其無，有室之用。故有之以為利，無之以為用。」車轂因為中間空無，才有車子的用途，土坯因為中間空無，才有器具的用途，闡述了「空」為「有」，「無用」為「大用」的寓意。

> ""
> 當我們瞭解五大元素的特質，
> 就能理解哪些元素在影響自己的身體。
> ""

◆能量體質與健康判讀

回到身體層面來談「空」，舉凡一切的人體管道、通道均為其涵蓋範疇。

試著以「呼吸與消化系統」來舉例，若是沒有鼻腔、消化道，就無法進行身體所需要的物質交換與作用；若是沒有支氣管的空間，空氣無法進到肺臟及血液當中；若是沒有肺臟的囊泡空間，也無法將氧氣送入

血液中，包含動脈血管，因它有一個開口處，好讓這一切能進到血液當中竄流；以及微細血管的微口，幫助輸送營養或氧氣至細胞和組織當中。

此外，我們的細胞體，若是細胞膜本身沒有一些孔洞的話，就無法吸收到所需的營養物質，將會造成細胞的凋敝，導致功能失常。

正所謂見微而知著，這些資訊看似簡單，但其背後意義卻很重大。人體中會產生許多有害或阻礙的物質，造成空氣、蛋白質、維生素、礦物質無法進到體內，進而吸收、產生作用。

像是感冒時，鼻腔會有很多鼻涕，過多的黏液物質阻塞在鼻腔，此時就需靠嘴巴大口呼吸。有些具有花粉熱或細微物質過敏的人，口腔黏膜就會發炎、紅腫，或因鼻子裡面的解剖體構造不一樣，就會產生鼻涕黏膜的滯留。

現代醫學做法是進行鼻腔手術，或是切除過度腫大的區塊，算是解除了鼻瘜肉或鼻塞的症狀。

然而，當下的我們為了求生存，只好選擇權宜之計，因而採用局部治療性的處理方式，但我們應該真正瞭解產生這些鼻腔現象的主因，才能把問題從根源解決。

就像前面提到的案例，只要有麵粉和水，就可做成麵包，有土和水，就能製作容器、花瓶。同樣地，這些透明液體狀的鼻涕，主要屬於五大

元素當中的「水元素」，透過水元素產生黏液，把這些灰塵（粉狀和病菌結合的產物）綜合化。

另一個狀態是抽菸者或感冒後期，也會流出發黃、黏稠的鼻涕，看起來極為沉重，雖然一樣是水元素，但其中參雜了土元素。

因此，黏液一定具有水元素，端看土元素或多或少的狀態，雖然黏膜作為一種正常存在的自然現象，但過多仍會造成身體失衡，也是因為身體受到外界過度刺激，體內已有發炎現象，才會產生過多黏液。

當火元素太多，身體就會產生更多的水元素，以協助滅火，因此透過水來滅火，目的都是要降這些發炎的火。

在阿育吠陀的調理方式中，不論是鼻子或鼻竇炎、鼻涕黏膜區塊有過多黏液現象時，可採用「鼻腔的清潔療法」，透過鼻壺加溫水、一點點的鹽巴，來讓鼻子清潔這個區塊，得到紓緩放鬆，進而解決困擾。

若是一個人經常吹冷風（對冷敏感），造成支氣管發炎的感冒現象，不同於前述的療法，此時就要透過增加身體的熱度，才能對症解決這種發冷現象。

阿育吠陀的能量自療，除了要釐清問題核心，還要先清除已造成阻塞的區塊，才能一次解決「因」跟「果」，達臻身心靈的平衡之境。

五大元素互有消長、互生關聯，透過阿育吠陀的醫療理論，便能觀

察在這五大元素當中，某個元素增多時，另一個元素必然會變少，除了體現出人格特質、行為表徵，還能顯示出能量體質，進行健康的判讀與因應。

> "
> 阿育吠陀醫學理論，
> 一次解決「因」跟「果」，
> 達臻身心靈的平衡之境。
> "

排毒・淨化・調癒健康實證

阿育吠陀預防醫學

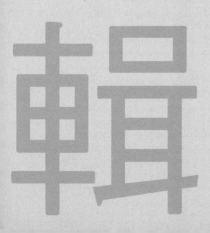

輯二

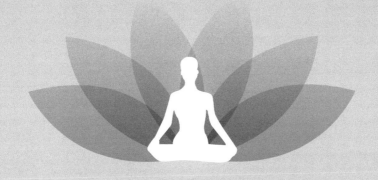

　　當我們透過古老的基因編碼——五元素和三境，釐清自身體質設定、型體結構，為自己定序，藉由重返自然體質，喚醒身體中的能量，啟動復原力。

　　「所謂的健康，就是沒有病痛。」作為預防醫學先行者的阿育吠陀，重視消化吸收與排空毒素、淨化汙染、滌淨思慮，帶領自身走上身心靈調癒之路。

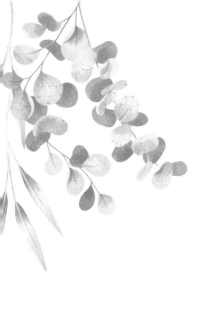

2-1
點燃消化之火，阿育吠陀的排毒機制

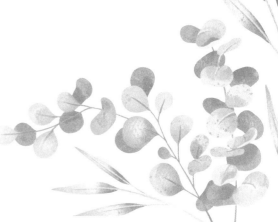

　　我有一個案主是名業務好手，在會議上、講台上可以滔滔不絕、口若懸河，面對再難搞的客戶，都有辦法安撫對方，順利拿下訂單，積極、樂觀、充滿幽默感，一直是他給人的印象。

　　然而，私底下的他卻不愛說話，刻意強裝出來的形象令他感到痛苦，內外失衡令他開始有了掉髮、過敏、皮膚疹的情況，氣色漸漸變得黯淡，加上長期為了趕時間而暴飲暴食，落下胃潰瘍的病根。

　　最後，一次機緣下找到了我，透過諮詢重新學習阿育吠陀平衡之法，慢慢調養了消化系統，整個人恢復以往的開朗，臉色也容光煥發起來。

火、毒素、廢棄物，三者息息相關

　　阿育吠陀自然醫學觀點認為，好的消化能力是健康的核心之一。

　　阿育吠陀醫學相當重視「消化之火」（Agni），認為火是一切物質轉化與交換的關鍵，一旦幫助消化的「火焰」不夠旺盛，食物便無法好好消化，導致身體未能妥善吸收到該有的營養、廢物無法有效排出。

　　未經消化的食物累積在腸胃道中，除了產生氣體導致脹氣，增生念珠菌等毒素，還會阻礙新陳代謝和消化功能、抑制好菌，將引發後續一連串疾病的產生。

　　沒有經身體順利吸收的消化物，阿育吠陀醫學稱之為「毒素」

（Ama）；人體中幫助消化的胰液、胃液，阿育吠陀統稱為火（Agni）；身體在新陳代謝過程中的副產物，以汗水、尿液和糞便（三脈）排出體外的物質，阿育吠陀則稱為廢棄物（Mala）。

當生命能量（消化之火）失衡，毒素、廢棄物長期累積在體內，損害臟器功能，加上未能適當地啟動排毒、淨化機制，輕忽日常中身體所發出的警訊，最後造成不可逆的憾事。

此外，環境毒素及心理壓力、性靈層次上的創傷或痛苦，也會產生毒素。因為身心靈具有一體性，身體發生的任何狀況，連帶影響心理和性靈，反之亦然。

◆ 三脈與其他排出的廢棄物

尿（Mutra）	腎臟所排出之廢棄物
糞便（Shakrit）	腸道所排出之固體廢棄物
汗（Sveda）	皮膚所排出之廢棄物
其餘較小的脈，排出二氧化碳、黏液、唾液、眼淚等	

總而言之，身體小宇宙的新陳代謝，都是藉由火的存在而產生功能，人體內具有各種不同種類的火，每一種都有其確切的任務，火的概念也幫助酵素作用和器官的催化作用。

阿育吠陀醫學將不同種類的火更加具體化，每一種都與細胞的新陳代謝有關（例如消化方面、基本的五大元素和身體七脈輪），同時啟動消化程序的最後階段，將食物分解成五大基本要素的各種養分：空─風─火─水─土。

五種養分透過血液的運送，傳達到身體的七個脈輪，在那裡被 Bhut 之火（五大元素之火）所行的新陳代謝作用及轉換，以及為 Dhatu 之火（身體七脈輪之火）所吸收，取得所需的營養和能量。

其中，不當減肥、循環不良、呼吸困難、體內廢棄物、年齡，以及混亂失序的生活，都會影響火的正常運作。

淨化情緒，阿育吠陀排毒療法

火是生理創造出來的自然現象，例如吸氣後吐氣，產生二氧化碳，又例如喝水後，透過排尿幫助排出廢棄物，因為有「進」，而後經「轉化」，便有「出」，形成人體小宇宙的循環系統。

然而，一旦這個宇宙循環系統受到破壞，便會失去平衡，不管是只「進」不「出」，或是只「出」不「進」，都失去了消化吸收的「轉化」機制，造成人體的傾斜與失衡。（可參照圖 2-1 觀察腸道的路徑：食物→能量提供→組織）

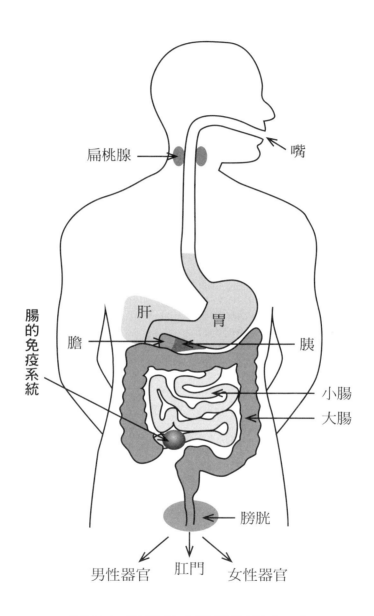

扁桃腺

嘴

腸的免疫系統

肝

膽

胃

胰

小腸

大腸

膀胱

男性器官

肛門

女性器官

圖 2-1　腸道免疫學消化圖（一）

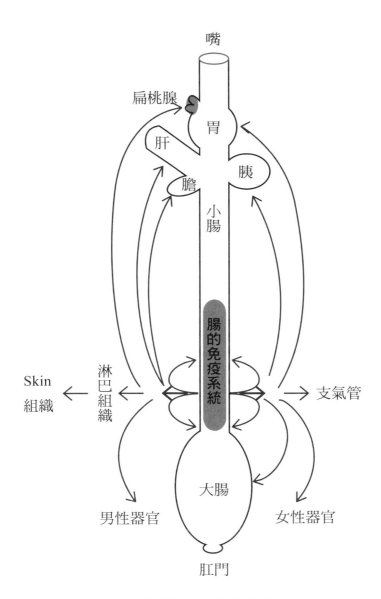

嘴

扁桃腺

肝

胃

膽

胰

小腸

腸的免疫系統

Skin 組織

淋巴組織

支氣管

男性器官

大腸

女性器官

肛門

圖 2-2 腸道免疫學消化圖（二）

以下試舉幾個吃飯的情境：當一個人進食速度很快、生氣（代表擁有過多的火，燃燒過度），感到悲傷、疲倦而食慾不振（代表缺乏火元素，食物無法被妥善消化），或是在緊張壓力下進食（火雖在腹部，但無法發揮效用），便會產生毒素，身體將無法得到充足的養分。

當我們透過顯微鏡觀察更加微小的細胞，不論內胚層或外胚層均有許多孔洞，假使處於心碎、壓力的情緒之下，就會產生過多的毒素，進而堵塞孔洞，造成養分無法順利輸送至細胞內，毒素也無法排出，細胞便會死亡。這就是情緒毒素造成的危害。

我們都知道每天都要傾倒廚餘、丟棄垃圾，若是家中擱置廚餘、廢棄物，不只是瀰漫惡臭、孳生蚊蠅細菌，嚴重還會影響環境衛生，對健康造成危害。

同樣地，當體內的廢棄物超過負荷，火的運作也將隨之減弱，接著就是症狀的顯現、疾病的產生。

根據阿育吠陀的理論，胃口（Deepan）、消化作用（Pachana）及排泄作用（Anulomana）是瞭解火元素能量狀況的 3 個評定標準，並由此決定採以何種自然療法進行調癒。

因此，透過阿育吠陀排毒療法能有效促進火的作用，不只能夠淨化情緒、調癒體質，還能避免消化不良造成毒素堆積，進而截斷疾病持續向下發展的路徑，逆轉疾病，找回健康。

⚜ 阿育吠陀按摩術，調癒身心的康復秘法

你也許都聽過，經由「按摩＋熱度＋手法」，就能啟動身心靈的能量調癒機制，這也是為什麼在印度阿育吠陀的醫院、診所當中，每個病人都需要接受按摩的原因。

阿育吠陀按摩術能使血液循環、呼吸律動正常化，並透過身體管道促進體內廢棄物的排出，同時幫助五感淨化、排除障礙阻滯，使得五大元素能充分進到體內，在阿育吠陀按摩術的導引之下，順利清除身體、情緒、心理、生理、創傷、靈魂等層面的障礙毒素。

阿育吠陀也是排毒、淨化、滋養、調癒身心的康復秘法，透過按摩術使身體加熱，讓具有藥草特性的按摩油活性成分進入身體各處，再經由皮膚和細胞孔壁的吸收，啟發作用，也運用類似糖漿的藥草使毒素能夠排出體外。

阿育吠陀按摩術除了藉由天然的空氣、養分、活性分子「由外往內」滋養身體，也透過這些藥草轉化帶引毒素「由內往外」排出，正是依循5,000 年前「療癒之母」的智慧實證。

在所有的療法當中，阿育吠陀不僅重視靜坐冥想，使人產生正向的思維想法，進而達到正確的人生使命，並懂得與他人和諧共處。同時也會利用顱腔熱油淨化（Shirodhara），進行之前，要先做好紓緩放鬆效果及五感官淨化的按摩，以幫助增加、產生正向思維的能量，並清除在負

面精神思維層面所產生的廢棄物。

人體基本的生理過程會自然產生毒素，那些無法消化掉的事件創傷和情緒，也會在大腦造成非自然的毒素，但是就阿育吠陀醫學來看，不同層面的毒素都需要被清除、排空，重新淨化。

身體內的有些細胞，在死亡之前會先失序，例如癌症，即是先傷害自己或進行自我抵抗，導致內部細胞核 DNA 無法完成機能修復，於是引發癌變。

> 阿育吠陀醫學，
> 幫助正視身體警示的最佳時機，
> 迎向自我療癒的起點。

然而，當我們繼續深入推敲，才發現這些細胞之所以會變成腫瘤，主要是因為不喜歡毒素堆積所致，於是只好讓自己受傷（生病、癌化），來表示抗議。

但是現代醫學傾向消滅癌細胞，屬於一種概括法，聚焦於眼前這些「有問題的細胞」，而非看「整個人」。

　　反之，阿育吠陀醫學則以整體來看待，必須有個人化的總體評估，認為疾病起因於內在不平衡的產物，因此需要探究為何人體無法適應生命和環境的因素，進而做出調癒，旨在改善全面的健康狀態。

　　因此，透過五大元素及其生命能（Prana）之間的關聯性，進一步判讀問題的根源，其中包含了可能來自別人給予的情緒暴力、創傷，而使內在產生「我不想繼續這個生命」的想法，但我們往往刻意忽略了這個警報器。

　　現在，機會已經到來了，一個正視警示的最佳時機，此時，也是迎向自我療癒的起點。

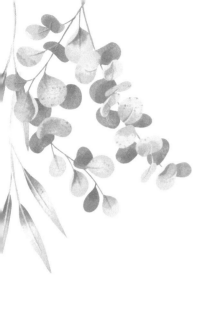

2-2
療癒之母，身心的排毒與淨化

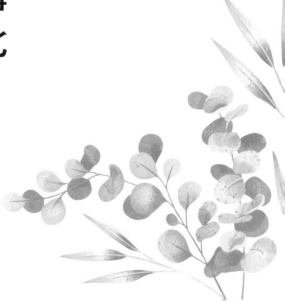

人體自成一個能量系統，阿育吠陀認為，宇宙的原理也適用於人體之中，因此當我們開始正視身體產生的毒素，就要知道何謂「三脈七輪」。

三脈，指的是 3 條氣脈，意即中脈（位於脊髓的中間，由頂下至海底）、左脈（陰脈或月亮脈）、右脈（陽脈或太陽脈），連結人體的生命能量與輪穴。

七輪，由上往下依序是：頂輪、眉心輪、喉輪、心輪、胃輪、生殖輪、海底輪，為人體經脈系統 7 個能量進出口，分別掌管各種身心狀態與活動。

其中，三脈是整體結構組織新陳代謝的結果。當身體的脈輪吸收養分後，在體內剩下不需要的廢棄物質，其中會以尿液、糞便、汗水的形式呈現，對身體而言是不乾淨且具有危害性。

根據阿育吠陀的療癒哲學觀點，當三脈無法順暢地為身體排除毒素與廢棄物質時，便會在脈輪之中引發失衡。

🪷 印度醫院學習之旅，啟發自我療癒之路

這裡，我想要說說我教授的親身故事。

當時，還在印度醫院裡進行學習之旅的義大利教授（如今是傳授我阿育吠陀的其中一位恩師），有了這樣的一次神奇見證：

南印度的氣候環境和義大利完全不一樣，當時正值下午一點，正是最炎熱的時候，當地禁止人們離開住家或所待的建築物，但教授必須出門辦事。

然而實在是太熱了，身體不習慣那樣的氣候，經過太陽的曝曬之下，流了很多汗，剛好又進到某個正開著風扇的屋內，一吹到涼風就整個受寒。果不其然，隔天他就出現一大堆鼻涕和黏液。於是，前往學習的醫院詢問是否可以給予協助。

「交給我！」一進門，醫師就斬釘截鐵地說。

「不過，你是想用阿育吠陀的方式呢？還是其他的醫療方式？」醫師再度詢問。

「既然我也在教阿育吠陀，當然要實際體驗一下，不然我就沒有什麼經驗值來教大家了！」我的教授認為這正是一個最好的經驗，於是欣然接受阿育吠陀療法。

結果，這個醫師給他一瓶小瓶罐，裡面是橄欖綠的液體。

「趕緊喝一口，到了晚上再喝一口，接著明天一早再喝一口，這樣很快就會好了！」醫師簡單扼要地說。

「哪有可能？」他心想。

當時的他，整個喉嚨、鼻腔、耳朵都被這些鼻涕黏膜堵塞住，根本

無法呼吸，於是只好將就地把液體喝下了。

　　一喝下去，立即有半秒鐘的清爽感受，但因為情況過於嚴重（體內太多火元素），所以隨即清爽度瞬間消失了，並依照指示，隔天早晨又喝了一次。

　　果然過不了多久，真的就如那位醫師所言，鼻腔黏液全都消失無蹤了。

> 阿育吠陀的療癒哲學觀點指出，
> 當三脈無法順暢地為
> 身體排除毒素與廢棄物質時，
> 脈輪便會引發失衡。

🪷 阿育吠陀藥草學，啟發神奇療癒力

前面曾提及，阿育吠陀是現代藥理學的始祖，透過自然的藥草能量，啟動自癒力，幫助身體淨化與回春，逆轉疾病症狀。

根據教授後來的說法，那瓶橄欖綠的藥瓶子，裡面其實都是純胡椒粉研磨出來的藥草汁。

簡單地說，裡面就只是水和胡椒粉，如何能夠啟發療癒效果呢？

因為鼻涕黏液屬於沉重的組織，當身體已經充滿過多的黏液時，胡椒可以增加火元素，進而燒乾黏液物質。一如中國的陰陽五行系統學，利用五行相生相剋的做法，進而擺平情緒與疾病問題。

> "
> 阿育吠陀的自然藥理學療法，
> 幫助人們取得健康的敲門磚。
> "

此後經由臨床實證，當老年人患有鼻涕黏液的情況，通常運用這種胡椒粉療法，通常極為有效，是個簡易調配的居家配方，而且必須是黑胡椒（完全熟成的胡椒），若是採用新鮮顆粒所研磨出來的胡椒，功效比起已磨製成粉末來得更為強效，喝的當下雖然很嗆辣，但隔天立即見效。

　　然而若是患有胃潰瘍症狀，就絕對不可採用此法，否則會導致症狀越加嚴重，仍要做整體與個別性的評估。

　　此外，也不能用辣椒取代胡椒，當我們吃過辣的食物時，身體當下會產生立即性反應，即想要找水來飲用，因為辣椒導致「火上加火」現象，反而適得其反，由此生理反應便能清楚的認識：當辣椒進入人體，最直接影響的是身體的水元素；而胡椒粉則是帶入「風元素」，因此會打噴嚏，啟動身體自然反應。

　　因此，透過阿育吠陀的自然藥理學療法，就能夠輕易地從自然界中取得健康的敲門磚。當我們在烹飪食物時，好好善用這些天然調味料和香料，可以為自己和家人提升健康能量。

　　大自然提供了一切人類所需要的物質，這也是阿育吠陀醫學在印度之所以家喻戶曉、民間經常運用的方式之因，這些充滿藥學屬性的香料、食材，在印度更是每年生產種植及外銷的最大宗。

　　附帶一提，透過阿育吠陀醫學判讀與自身 20 多年的臨床診斷實證，口味的癖好也與心理狀態特質有直接的關聯，彙整分析如下：

◆ 人格心理與口味偏好能量需求

	人格心理	口味偏好
嗜甜者	渴望被愛、缺乏安全感與冒險精神。	需要更多海底輪支持，易產生卡琺型體表現。
嗜酸者		身體想吃酸的目的在於需要平衡肝臟能量。
嗜重鹹重辣者	壓力高的族群，太多壓力導致感知力喪失。	因感知力喪失，口味越發變重。
嗜辣者	內在有過多焦慮且長期壓抑無法排解，渴望新鮮感與刺激。	身體想吃辣的目的，在於需要平衡肺能量。

⚜ 阿育吠陀滌淨療法，疏通排毒管道

前面提過五元素的「空」，包括一切身體空間的鼻道、支氣管、食道、膀胱，遍及到所有管狀器官（腸道、血管）等，相應的疾病症狀，都是出於體內無足夠的淨化，無法產生該有的空元素所導致的結果，像是便祕（大腸阻滯）、腦中風或血栓（血液中的阻塞物質無法排解）、膽囊或腎臟結石（管道淤堵）等。

　　若產生嚴重的問題，也會讓我們面臨死亡威脅，因此空元素，在這部分是非常重要的元素，所以我們要盡量保持它的純淨。空間元素與毒素淨化的重要關聯性：

- 好的消化能力，是健康的關鍵因素之一。

- 在阿育吠陀體系中，所謂的健康就是沒有病痛。

- 若是產生病痛，就由病痛所起之處，尋找根源。

　　阿育吠陀醫學極為重視毒素的排空，所有的毒素會進到人體的細胞壁上，倘若毒素佔據一個重要的進出通道，那麼營養物質便無法進到細胞內和組織中。

　　相對地，細胞和組織中的物質也無法出來，勢必引發不良反應，顯現於外，人體就會有以下幾種症狀與徵兆，彙整表格如下提供參考。

"
在阿育吠陀體系中，
所謂的健康就是沒有病痛。
"

◆阿育吠陀醫學判定體內健康徵兆

體內出現毒素的徵兆	滋養物質在體內流通的徵兆
慢性物質	無論體重多寡，身體均能自在靈活移動
白色、黃色或暗色的舌苔	無舌苔
憂鬱，感覺消極、疏離、冷淡	充滿熱情、樂觀積極、興奮
優柔寡斷	果斷決定
思慮不清	思緒清晰，且一整天均感覺專注、頭腦清楚
排氣、脹氣或胃灼熱、胃口差	消化系統強健
全身疲勞痠痛或關節疼痛	醒來時感覺獲得充分休息
容易生病、免疫系統差	氣色健康極少生病
排便不完全或不正常	排便順暢頻繁
排尿量少	排尿順暢
口氣或體味變酸或臭味	口氣和體味聞起來清新宜人
傷口癒合慢	傷口癒合快速

阿育吠陀透過按摩術與植物藥草香拓、鼻壺、舌刮和耳燭淨化的運用，均是在此醫學療法中極為重要的運作方式，加上雙手所產生的熱度，以及有效將草藥提取淬鍊的藥草按摩油，深入透過皮膚進入體內，以將身體組織內的毒素做最深層的淨化，來清除這些阻礙，並使細胞變得乾淨。

如此一來，身體的這些「門」（孔道），包含鼻腔那些黏膜、細胞膜上的細胞孔都能暢通運行，以傳遞好的養分交換，當這些阻礙物質淨化後，人體大腦思維層面、情緒（身心靈層面）也會同步產生該有的「空」而被滌淨。

我們可試想若在一個教室裡上課，所有的門窗都不開，人也無法進出，只能在內部進行排泄，會發生什麼結果？若它發生在身體內的環境，那麼細胞就會充滿在這些廢棄物和惰氣當中，需將這些被堵塞住的窗戶、孔、門透過淨化把它清除乾淨，才會有空氣得到流通、生存的條件。

毒素（Ama）少了，營養物質（Ojas）就能暢通無阻地在循環系統中流動，自然就能遠避相關疾病。

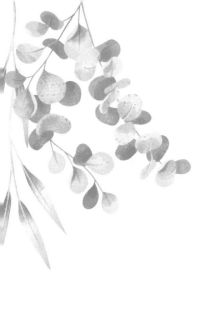

2-3

能量探源，三境的型體結構與健康關係

身體內的「五大元素」並不是以單一個體出現，而是以不同比例結合形成三種基礎或感知，分別是婳塔、琵塔和卡琺，統稱為三境（Tridosha）。

根據阿育吠陀的理論科學，把這些主要感知稱為「三種型體／能量狀態」（Dosha），其支配了人類精神與身體的存在狀態，也是小宇宙個體植物，或其他生物器官中五大要素的總和呈現。

🪷 三境形成獨特的生命體

三境或身體能量感知，掌管身體所有的生物功能反應、保護的屏障、組織的創造與破壞、身體的消化吸收及排解功能、結構組織、體重和膚色等等。

若是處於平衡狀態，三境在身體層面便會積極的參與活動，每個個體的健康便能顯現出來。假使身心有所缺陷，或是承受過量的負荷之下，便會引發造成三境組合的失序。

這個平衡狀態會經由每個單一個體內在力量，透過個體的消化作用、與環境的關係、工作、幸福等等，而不斷地改變修正。

阿育吠陀生命科學基礎之一，即在確認改變生活習慣與消化，便能夠重新帶來每個個體的平衡狀態。

◆ 三境（Tridosha）對應身體部位與功能

三境類型	娟塔（Vata）	琵塔（Pitta）	卡琺（Kapha）
象徵活動	能量的活動	生物化學的活動	結構與型體
聯合組成元素	風＋空	水＋火	土＋水
支配身體的主要部位	所有活動都受到娟塔或風的支配，但不要和宇宙環境中的風混淆了。 在阿育吠陀科學中，三境是一個概念，是一種微細能量，能靈敏地支配掌管所有生物的能量。小腸與大腸、雙腿、耳朵、骨頭和皮膚，都是娟塔的位置，但下腹部是其主要的位置。	身體的第二境，界定在火要素控管之中，它並不是如同蠟燭一樣的火，而是身體的熱能。肚臍、胃、汗腺、淋巴腺、血管和眼睛都是琵塔的所在位置，但肚臍附近及上方為其主要位置。	這一境代表身體的水，是將身體的元素結合起來將其差異化，組成身體結構最主要的基礎，包括肺、喉嚨、頭部、食道、胃、關節、鼻子、舌頭、脂肪、血漿及分泌液都是卡琺所在位置，但肺部是其主要位置。

三境類型	娲塔（Vata）	琵塔（Pitta）	卡琺（Kapha）
主要掌管功能	掌管呼吸、心臟脈動、擴張與收縮、器官組織和細胞內的活動。	掌控所有器官的營養、消化、吸收、同化、新陳代謝作用、體內溫度、膚色。	從生物學的角度來看，它提供了體內組織的內聚力、潮濕、潤滑作用及抵抗力；幫助傷口癒合；填滿身體內所有的剩餘空間；提供精力、穩定力及記憶力；供給心臟與肺部活力並維持保護器官。
在思想、情緒、感覺掌控的部分	害怕、純真、神經緊張、焦慮、疼痛、顫抖、抽筋、活動性與動能性。	智慧、熱情、憤怒、厭惡、嫉妒、理解力與感受力。	貪婪、嫉妒羨慕、煩惱、眷戀、冷靜的傾向、寬恕與愛。

◆ 三種型體／能量狀態（Dosha）的生理、心理、社會特性

根據以下三種型體／能量狀態（Dosha）的特徵敘述，評估自己符合最多項目的那一種，即為自己所屬型體／能量型態。

名稱		娟塔（Vata）	琵塔（Pitta）	卡琺（Kapha）
型體		矮小、少肌肉、輕盈細瘦型	中等、肌肉相當發達	巨大、強壯圓潤型
身體方面的特性	眼睛	小、轉動快速	中等大小、呈尖形且有色澤	大而清晰、呈圓形且活動漸緩
	舌頭	厚而尖、易有裂痕	適中偏紅	大而厚
	皮膚	柔軟、薄、白皙、冰冷、傾向乾性	溼熱、溫暖、粉紅色	較厚、白皙、冰冷
	頭髮	細軟偏乾性、直、脆弱分叉、顏色呈棕栗色	黝黑、有光澤	頭髮呈捲曲、豐厚量多、強健的髮質
	脈搏	跳動快、血流量小	跳動規律、血流量適中	跳動慢、血流量大
	其他	臉型小、肩膀小、骨盤小、手腕細、腳踝小	臉型中、肩膀中、骨盤中、手腕適中、腳踝中	臉型大、肩膀大、骨盤大、手腕粗、腳踝大

名稱		娟塔（Vata）	琵塔（Pitta）	卡琺（Kapha）
生理特性	胃口	有著不同的、少量、斷斷續續的胃口	很好的胃口、美食主義偏好者	消化緩慢且胃口固定
	偏好	熱、液體物質	冷、柔軟與液態物質	熱、有彈性物質
	動作	迅速	適中	緩慢
	睡眠	短（4小時）	短而深沉（5～6小時）	長且深沉（7～8小時）
	性	一時性起、有時全忘了	要求浪漫、氣氛、熱情如火	動作姿勢一成不變、持久
心理特性	精神思維	想多做少、記憶力差好奇、藝術家性格	熱情易怒、嫉妒心、知道自己要什麼	穩重、平靜、說好話溫和、喜悅、可依靠
	新陳代謝和易引發病症	小病痛多，身體經常不適 ・神經系統：頭痛、失眠、便秘 ・身體過寒：手腳冰冷、循環問題、白帶	一旦不平衡，就會在新陳代謝上出問題 ・消化系統毛病	不易生病，一旦生病就是大病、生活狀態規律 ・體內水分失衡造成循環和淋巴問題：水腫、肥胖 ・免疫力低落、肺的問題

名稱		娟塔（Vata）	琵塔（Pitta）	卡琺（Kapha）
社會特性	交友	短期朋友多、全世界都有	知心朋友 2 ～ 3 人	朋友多且一輩子
	金錢	愛花錢	花錢實際	不愛花錢、愛存錢
	性格	直覺快、理解快、忘得也快	野心、權力、積極、理解力好、行動派、高瞻遠矚型	思考型、不愛改變、記憶力差
	做事	不穩定、不透徹	一定時間內完成	喜歡依賴、慢慢來、不邀功

　　每一個生命個體獨特的型體結構性，在受孕時便已決定，同時取決於父母雙親的特性，以及他們的生活型態。

　　這個型體結構特性，表現於組織結構中三境的比例，使每個單一個體具有獨特性。

　　根據阿育吠陀的型體結構概念，不論是由單一境支配另外兩境，或由兩境合力控管另一境，或三者以接近的比例存在，都有其可能性。

身體三境依其優勢或不同的組成比例，所形成的阿育吠陀結構，共有以下七種：

· 媧塔（50%）

· 琵塔（25%）

· 卡琺（25%）

· 媧塔—琵塔

· 琵塔—卡琺（最好的組合：既穩定又有行動力，有謀略地朝目標前進）

· 卡琺—媧塔（此組最糟：想法太多又過於守成，不敢行動與改變）

· 媧塔—琵塔—卡琺（三者比例相當，即為平衡的人，約 1,000 萬個人當中，才有這種組合比例，每一種皆佔 33.33%）

三境傳遞給每一個個體獨特性與質性，三者永遠同時存在，缺一則生命無以延續。不論在身體、心理、生理、社會方面，每一個型體結構（Prakriti）都會有其獨特的表現。

它們之間存在一個確切的平衡結構，相互交替影響著彼此，任一境的增加都會造成另一境的減少，反之亦然。

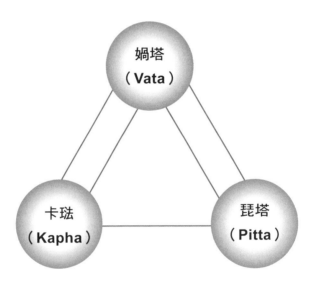

圖 2-3　三境的個別性與共同性

個別性	兩兩共同性
娟塔：乾燥的、輕盈的、冰冷的	娟塔和卡琺：其共同點是冰冷
琵塔：熱的、輕盈的、油狀的	琵塔和娟塔：其共同點是輕盈
卡琺：沉重的、冰冷的、油狀的	卡琺和琵塔：其共同點是油狀的

三境的平衡，對於身體健康而言，是不可或缺的事，事實上「風」生「火」，卻要由「水」來克制。

在三境之中，又以娟塔最為重要，琵塔和卡琺若沒有娟塔的幫助，它們的運作將無法完成。

娟塔這一境，在每個單一個體中，也決定了型體結構的組織，於受孕時便已成形，並將持續一生的保有此型體結構，透過內在環境（小宇宙）與外在環境（大宇宙）的影響，持續而改變，或交替這個初始結構的平衡。

三境以及它們彼此之間的關係，在每一個個體生命的健康中，扮演極重要的角色，每一境都發揮其特定確切的功用：

· 卡琺：支配細胞的壽命。

· 琵塔：支配消化及營養吸收功能。

· 娟塔：支配所有生命作用。

⚜ 阿育吠陀三境理論與時間關聯

三境與時間的流逝有所關聯，身體的情緒也會隨著每日、每個季節及生命的階段與所有生物而有所變化。

娟塔、琵塔和卡琺也隨著時間推移而有所消長，而這個改變影響每一個體之型體結構的平衡。不論平衡與否的情況，都需注意到這個改變的週期或循環，以便能掌握一個正確適當的生命結構型態。

身體三境不同的週期變化，無論正面或負面，都會增加或減少各種不同型體的結構性問題。

◆ 三境 VS. 一天的週期

清晨，陽光剛露出臉來，大約清晨 6 點到 10 點之間，是卡琺主要出現的時間；從早上 10 點到下午 2 點，琵塔開始出現支配並增加食慾；由下午 2 點到傍晚 6 點提高活力、動能及能量，而這是屬於娟塔的時間。

從下午 6 點到晚上 10 點，再度重新開始屬於卡琺的時間（所以此時娟塔能量最低），身體開始緩慢活動並準備休息。

晚上 10 點到凌晨 2 點再度屬於琵塔的時間；由凌晨 2 點直至日出，整個夜晚都由娟塔所掌管。

娟塔出現於清晨來促進熱量與活動，幫助人們甦醒並排出體內廢棄物。

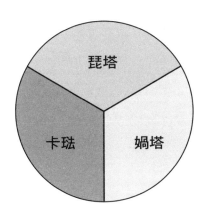

圖 2-4　三境的時間區塊

　　清晨是較冷、潮濕，此時也有比較多的晨露，屬於卡琺的時段，倘若此時卻吃濕冷的飲食，人體的活力將是較低的；正午時開始變熱，但我們上午攝取錯誤的飲食，所以在這最有活動力的時刻，反而沒有力量，舉例來說：

- 麵包（乾燥烤過的）——屬於媧塔

- 豆腐——屬於卡琺

- 辛辣食物——屬於琵塔

	卡琺（Kapha）	琵塔（Pitta）	娲塔（Vata）
旺盛時段	↑ 06:00-10:00 不適合豆腐	↑ 10:00-14:00 不適合辣味	↑ 14:00-18:00 不適合麵包
低迷時段	↓ 18:00-22:00 適合辣味	↓ 22:00-02:00	↓ 02:00-06:00

◆三境 vs. 一年的週期

冬天的特性是冰冷、沉重不動的、凍結、降雪、蕭瑟、潮濕、黑暗，這個季節便是卡琺主要出現的時期。

隨之而來的是春天，卡琺逐漸轉換，此為誕生的季節，有著微風、雨水的清香和轉變，嶄新的生命激素四竄，重新喚醒大自然，這是過渡的季節，也是屬於卡琺與琵塔的季節。

卡琺是土＋水的結構體，春天會出芽，也就是藉由土和水的活動來產生發芽、成長並得到果實，所以春天當中增加了琵塔，亦即與物質與物質之間的交換、新陳代謝、轉化有關。

隨著夏天到來，大自然已達最大的活躍，花朵開始為果實預留空間，夏天是屬於琵塔的季節，帶來熱能、悶熱、色彩、光線及活躍的生命力。此時為琵塔最旺盛的季節，有助於新陳代謝、轉換，好讓秋天收成。

　　而秋天則帶來另一個變動（秋天具有春夏的特質），所有生命開始減緩活動並準備進入休息狀態，這是一個乾燥、漸冷的季節，白天的時間變短，連大自然都開始準備進入休憩。

　　這個時期便是媧塔的季節，由此開始進入另一個冬眠的季節，而這只是暫時性的休息，因另一個新的季節與生命週期正等候並蓄勢待發。

◆ 三境 VS. 生命的週期

　　每一個人的生命都分為 3 個階段：童年期、成年期、老年期。

　　由出生到青少年，身體不斷的生長發展、轉變。這個時期發展出個人的生、心理結構的獨特性，由卡琺所掌控。

　　18 歲後，身體已成熟變成男人或女人，而非男生或女生，此時開始建立家庭、結婚、找工作、買房子，要找出自己的未來和一切，這種創造以及在自我身上落實而轉化的過程，屬於琵塔。

　　青少年期後顯示新的轉變，隨著成熟度，單一個體的生命感知力、工作能力、社交及專業技能都能逐漸定型。這個屬於定型、活動、生命力的階段由琵塔所控制，持續約 50 年之久。

　　若在之前播種的很好，便可得到很好的成果，若沒有播種，便進入老化，即媧塔階段，也就是第三個人生階段。

第三個階段是老年期，這個時期是由媧塔掌控，能量開始減緩，身體逐漸喪失能量與生命力，當身體沒有正確均衡活動與保持健康，在此時期媧塔便開始產生問題，出現記憶喪失、骨質疏鬆、皺紋、皮膚乾燥等等。

⚜ 情緒會傷人？阿育吠陀啟動復原力

走到 2022 年的今日，疫情未明、社會與金融持續動盪的情況下，無形中影響著每個人的情緒波動，恐懼、擔憂、焦慮、嫉妒……，時時刻刻處於一種崩潰邊緣，對人體帶來負面的能量，進而引發諸多內外疾病，甚至是一些不知名的過敏問題、精神官能症，都可能源自於此。

正所謂「情緒會傷人」，阿育吠陀作為古老智慧中的治癒之術，已經為我個人帶來療癒的力量，我希望透過傳遞這門身心安定之術、淨心排毒之法，讓大家都能通往身體、感覺、精神和靈魂的健康大門。

"

不論在身體、心理、生理、社會方面，
每一個型體結構都會有其獨特的表現。

"

在追求這條健康的道路上，我們可以有所選擇。

一如阿育吠陀醫書《遮羅迦本集》（Sushruta Samhita）寫道：「一名合格醫師應當瞭解導致病人生病的各種因素，包括外在環境的影響，之後才能開出藥方。懂得提前預防各種病症的發生，比尋找相應治療方案，更為重要。」

透過五大元素與三境，釐清自身體質設定、型體結構、週期與階段，為自己定序，藉由重返自然體質，喚醒身體中的能量，啟動復原力。

「所謂的健康，就是沒有病痛。」過去，阿育吠陀作為預防醫學先行者；現在，讓我們帶領自己，走向身心靈調癒之路。

呼吸療法

覺察自己，釋放壓力，為情緒調頻

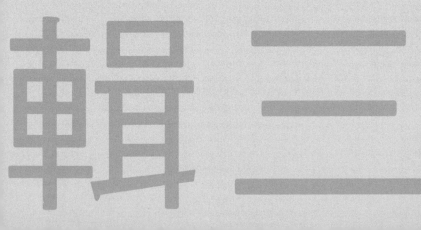

輯三

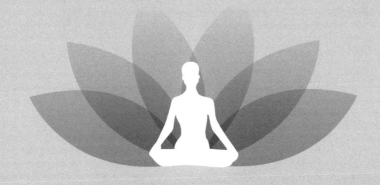

　　「想要控制牛，就要控制牛環；想要達到身心健康，就要調節呼吸。」

　　呼吸是身體與情緒最好的醫師，利用不同的呼吸頻率技巧，引導並釋放那些長期累積在身體的各種負面情緒，為身心帶來充沛的活力與能量，用呼吸淨化自己、覺察自己，釋放平日中緊繃的壓力。

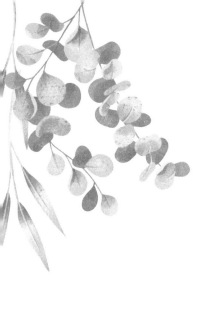

3-1
吐納之間，領略寰宇奧義

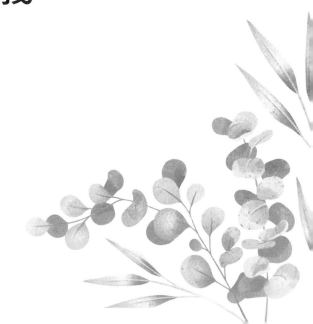

　　呼吸，是每天反覆進行的動作，身體各層面和內部細胞的運作都受其牽動，就在一吸一吐，一進一出之間，完成了內外的代謝與平衡，如此自然而然，容易被人們忽略與遺忘它的重要性。

　　只有在我們感到壓力、緊張或是驚慌失措時，才會提醒自己深呼吸，企圖讓情緒平靜下來。

🪷 生命、大腦、情緒、意識，全牽繫一息之間

　　我有一個案主，因為長期壓力，導致情緒波動劇烈，促使他在用餐時老是囫圇吞咽，引發消化系統紊亂，除了便祕、拉肚子，皮膚也出現過敏症狀，加上容易緊張，氣息總是短而急促，深夜更是經常翻來覆去不成眠。

　　經由諮詢並學習療法，進行氣息調控的居家實修與練習指引之下，終於慢慢改善釋放壓力，找到生活的平衡，紓緩身體長期的過敏困擾，睡眠品質也跟著改善了。

　　人體就像是一個小宇宙，需要生理與心理的全方位平衡，阿育吠陀醫學認為，人體內有五大能量系統：遺傳（先天）、呼吸（可自我調控）、飲食能量（可自我調控）、免疫能量、磁場能量。五種能量之中，能夠受到意識調控的是呼吸與飲食能量，兩者若是運用不好，便會影響到遺傳能量。

　　遺傳能量在重大狀態下，可以達到保護人體的作用，就像是我們會在銀行存下一筆緊急備用金，平時不會用到，只有發生緊急事件時才會派上用場。遺傳能量如同這一筆錢，當我們的呼吸和飲食能量系統發生失衡時，就意味著平日已不斷消耗遺傳能量，因此當有重大需求時，身體已經沒有能量去應付了。

　　呼吸對生命至關重要，影響著我們的心靈、身體以及大腦，是人類與生俱來的本能，也可以自我調控，透過血液循環，將吸進來的氧氣運輸到腦部，分解有機物來產生能量。

　　人體的所有生化反應都需要氧氣的參與，體內任何一處缺氧，都會造成不同程度的損傷，如果腦部缺氧，僅僅數分鐘內，就會使腦細胞永久性死亡，造成腦死。

　　呼吸是生物的生理現象，透過「呼出」二氧化碳廢氣，「吸入」新鮮氧氣，並轉化為一氧化氮，供給細胞進行新陳代謝並製造能量。

　　在古印度阿育吠陀醫學中，呼吸一直都是相當重要的一環，呼吸療法更是一種生命與意識的深化，平衡內在與外在狀態，達到自我調節功能的寰宇奧義。

　　所以，呼吸的重點在於「呼」，只有深深地將體內廢氣吐出，才能夠有足夠的新鮮氧氣進入身體，然而在多數人的日常中，也只是在做「換

氣」的動作，導致寄存在體內的廢氣無法全數排出，就像是有人在一個密閉空間裡抽菸，充斥著對身體有害的氣體。

⚜ 調頻呼吸，釋放負面情緒

2020 年初，突發的新冠肺炎疫情，改變了全世界的生活型態，讓許多人感到緊張、恐慌，難以安定下來的情緒，呼吸頻率也變得短促而急湊。

在這個時候，人最需要的就是放慢呼吸，有意識的呼吸來刺激副交感神經，啟動身體的自然修復機制，將負面情緒釋放出來。

「想要控制牛，就要控制牛環；想要達到身心健康，就要調節呼吸。」這句諺語是印度幾千年來在呼吸瑜珈中所沿襲下來的智慧結晶，由此可見，呼吸是身體與情緒最好的醫師，利用不同的呼吸頻率與技巧，引導並釋放那些長期累積在身體的各種負面情緒。

這些積壓已久的情緒，有時以疾病的形式儲存在身體不同部位，而深層的呼吸療法，就像一把溫和的手術刀，把長期卡住的呼吸打開，讓肺活量增加，身心的病痛就能藉由呼吸而釋放出去。

嗅覺有別於其他四感，屬於比較抽象的感官知覺，例如：當我們品嚐食物，可以形容味蕾正接受什麼樣的感覺，食物咬起來的口感是硬的，

還是綿密的；當我們觸摸物品，可以形容它是柔軟或有具有彈性的，都可找到很多的形容詞來描繪。

但是對於嗅吸到的氣味，卻是我們感官知覺中最為抽象，無形且無相，難以用一個精準的描述詞彙，而它卻是攸關生命中的關鍵一環。

科學家實證出的費洛蒙理論，也證實出氣味與我們是否能找尋到生命合適的伴侶息息相關，而良好的呼吸調節，就是最直接使我們打開嗅覺符碼印記的管道。

嗅覺系統掌管著我們的情緒和記憶，比方聞到某種香氣，可能會想起童年時媽媽身上的氣味；聞到某種菜色的香氣，會憶起家中團圓飯曾經吃到的某種菜色，因而誘發我們對於家鄉美好時光的懷舊記憶；或是某一片刻，當我們走在馬路上，雨過天晴，聞到了泥土間夾雜著一些青草的氣息，便想起與初戀情人漫步的青澀時光。這些都是因為嗅覺系統中的嗅腦所引發的作用。

⚜ 香氣分子，啟動情緒與記憶的感官知覺

現代文明太看重心腦、大腦皮質，以致於過於壓抑其他部分。

若是人體將所有養分都給了心腦，便會活在大腦「過度邏輯」的思維裡，對實際的動物性本能，例如生存感、存在感則喪失。

人之所以身而為人，不是只有大腦理性區塊的發展，我們無法忽略其它部分所具有的感官知覺，而是要正視這些與生俱來的能力，例如情緒和記憶。

關於香氣分子如何影響著情緒的分子，由腦部結構的三段發展，可窺見一二：

◆邊緣系統：

邊緣系統又稱為「情緒腦」，科學家已證實它是情緒分子分佈最廣的部位，而特定的天然芳香分子可直接作用在邊緣系統。

因邊緣系統接收所有的嗅覺符碼，並掌控情緒和記憶，具有最多的神經傳導物質和受體。

大腦皮質是人類在進化過程中最後演化出來的，例如像貓、狗都沒有，大腦皮質作用在理性、思考等等，但現代大腦皮質太發達，而忽略了細膩的生活變化，也就是情緒和記憶，使人逐漸變得呆若木雞或不善於覺察自我。

◆脊椎兩側的自主神經：

此區也有很多受體，例如阿育吠陀中經常以背部進行的脈輪療程，就是藉由刺激脊椎兩側，使受體接收神經傳導物質。

◆ 消化和呼吸系統：

這兩個系統首當其衝受情緒影響，因為裡面內襯佈滿神經胜肽受體，因此在呼吸系統中可找到所有的神經胜肽。

科學家已證實：只要改變呼吸速度及深度，例如做瑜珈，即可影響腦幹，使它釋放更多的情緒分子，鍛鍊 EQ、使人維持平和的狀態，因為呼吸深淺和急緩都受到神經傳導物質的影響。

我們可以試著回想，當自己生氣或緊張時，呼吸是否會變得較為急促；當我們心平氣和時，呼吸就變得比較緩慢而深沉。因此，如果改變調節呼吸的節奏和速率，也可回饋神經系統，進而改變心理狀態，影響整個免疫系統的運作。

腦幹會分泌情緒分子，與呼吸的表現息息相關，這也是為什麼近幾年來越來越多人喜歡做瑜珈、禪修的原因，因為呼吸能夠帶來身心靈的改變，反過來影響免疫系統，並進一步調癒生理機能。但這需要一定時間的培養、修練，可透過加強呼吸深度的精油。

除此之外，心血管系統也會受到神經傳導物質影響，免疫胜肽的多寡會影響冠狀動脈栓塞機率。

腸道密佈神經傳導物質與受體，這就是所謂的「腹腦」所在，也是僅次於大腦神經胜肽最多元的部位，當我們緊張時可能會胃痛，或有苦難言

時，可能會產生脹氣，都是因為腹部的受體直接接收到這些負面情緒。

只要腸道出現狀況，可說至少 200% 都與情緒有關，但現代人受限於大環境的關係，已經習慣性壓抑自己，情緒常隱而不張。

由紐約醫師伯尼・西格爾（Bernie Siegel）所著，探討疾病人格的《愛・醫藥・奇蹟》（*Love, Medicine and Miracles*），談論到癌症人格普遍有個狀態就是不表達情緒，我們必須看到情緒，同時練習文雅地釋放情緒，而且光是觀想，就可以達到以下作用：

◆ 增加白血球的黏度，使巨噬細胞作用更強大。那麼透過觀想什麼呢？觀想巨噬細胞在張牙舞爪地吃這些癌細胞。

◆ 幫助卵巢腫瘤減緩，因為排卵肌肉上帶有神經傳導物質。

然而，病毒總是和神經傳導物質共同競爭同一個受體。

病毒總是潛藏在體內，尤其是脊椎，而不同病毒、不同的神經傳導物質競爭同一個受體，也就是搶位子，看誰的數量、濃度高，像小時候我們在玩的大風吹一樣。

舉例來說，流感病毒和正腎上腺素競爭，因此感冒時，不是只用精油抗病毒，而且還要激勵正腎上腺素生成，這也正是阿育吠陀醫學中所傳遞身心合一的生理概念。

◆嗅覺細胞，影響大腦擇偶反應

> **芳香分子傳導路徑圖：**
> 鼻腔上的黏膜→嗅毛→篩骨→嗅束→嗅腦
> （啟動與誘發一連串傳導神經）

人類的鼻腔大約有 600 至 1,000 萬個嗅覺細胞，神經細胞中只有嗅覺神經細胞是唯一與外界連結神經細胞，其它的神經細胞都只在內部傳遞訊息。

唯一和外界接觸的意思，就是能直接感受和捕捉訊息，也因此嗅覺神經細胞很容易受到外界的侵擾。它能夠培養再生的能力，經由鍛鍊而變得更加敏銳，其再生的速度約 4 到 8 個星期，其它神經細胞均無這樣的再生能力，這也就是為什麼我的臨床中有這麼多過敏性鼻炎或長期鼻塞的個案。

每當我協助個案透過阿育吠陀鼻壺淨化療法和呼吸療法，搭配按壓鼻竇反射點之後，通常都能令他們有耳目一新的感受，大腦思維層也開始朝向積極正向的思考，正是因為嗅覺神經細胞是非常罕見的「可再生神經細胞」。

生命的源起始於呼吸，並取決於嗅覺的刺激。因此，保持嗅覺的敏銳度，亦即等同於我們對訊息的捕捉更為精確，增進我們對世界的理解，以及對自我覺知的掌握。

比利時、德國和法國科學家研究指出：細胞膜上面有很多嗅覺感受器，然而它如何聞到某一個氣味，去尋找受體的呢？精子能聞得到卵子嗎？費洛蒙與犁鼻器之間有著巧妙的關聯，我們常常形容某人「鼻子被牽著走」，身不由己，但我們其實是隨時隨地都被牽著鼻子在走。

這也解釋了人際關係互動中，為什麼某些人就能「磁場相吸、臭氣相投」？

> >

生命的源起始於呼吸，
並取決於嗅覺的刺激。

> >

史多塔教授（Dr. Michael Stoddart）《有氣味的猩猩（暫譯）》（*The Scented Ape*）一書，曾說「費洛蒙」是漂浮在空氣中的荷爾蒙，帶有性的訊息。

動物依照性荷爾蒙來進行擇偶行動，彼此一開始的接觸，必定會透

過互相嗅聞，所以可將費洛蒙又稱為「愛與性的氣味分子」。

人類因為演化關係，導致嗅覺退化，因而成為「外貌協會」成員之一，仰賴視覺或聽覺來擇偶，比方說我們常被廣播電台主持人聲音或某主播外貌所吸引，但鼻子較靈敏的人，則會更加在意配偶的氣味相不相合，因為這其中具有原始的生命密碼。（如圖 3-1 所示，精子受到費洛蒙影響，假使精子有感冒、流鼻涕症狀，導致費洛蒙會改變，就會影響嗅聞到相合的卵子，而發生找錯對象的情況。）

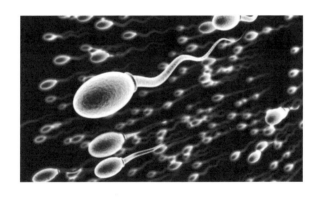

圖 3-1 精子圖，尋找伴侶與費洛蒙理論相關

> "
> 氣味導致腦部發生一連串連鎖反應，
> 引發荷爾蒙的種種變化。
> "

費洛蒙通常散發的部位，在腋下、汗腺、生殖泌尿道、尿液等，這些都是所謂的「性感部位」。

這些特殊的信息訊號，會被鼻中的犁鼻器（Vomeronasol Organs, VNO）捕捉到，再來判定此人是否為自己心目中的白馬王子或白雪公主。

對於動物來說，犁鼻器具有傳宗接代的重大責任，有助於選擇不同基因類型的配偶，但目前主流醫學認為，人類的犁鼻器已經退化，一出生就萎縮了，所以不重要，這是較為謬誤的，因為研究發現，人類的性慾一定程度受到氣味影響，故犁鼻器對選擇性伴侶、配偶仍有影響力。

因為科學家發現，精子細胞上有受體，會接收到卵子釋放出來的一些特定氣味分子，以此來分辨追蹤卵子的方向，所以從生命孕育之初，嗅覺就產生關鍵性的影響。嗅覺對生殖系統和性的影響會持續一生，由以下例子可以得知：

◆義大利監獄發生暴動

監獄中的犯人互相鬥毆，獄方為了安撫及控制病人，便聽從生理學家的建議，在獄中噴灑女性香水，這種女性的氣味會使犯人安定下來，證實氣味確實會改變人的行為。

◆澳洲科學家去南極探險

澳洲政府派出男性科學家前往南極探險研究，一段時間後研究績效下降，團隊中每個人都莫名地喪失體力，且檢查不出原因。

有一位生理科學家前去勘查說：「解決之道，便是派出另一批女科學家！」果不其然，之前的男科學家們真的不藥而癒，這就說明人的氣味會影響到腦部變化。

◆芭芭拉・麥可克林托克博士（Dr. Barbara McClintock）發現

就讀衛斯理大學時的麥可克林托克博士，發現同宿舍女生的月經週期會一致，後來她到芝加哥大學研究氣味對人類心理行為的影響時，證實一群女性會因為氣味的互相影響而同時來經。

她也做過一項相當有趣的研究，讓所有閉經女性持續嗅聞凱文・克萊（Calvin Klein）男模特兒穿過具有男性體味的衣服，結果竟然就來經了！

所以，氣味會導致腦部發生一連串連鎖反應，嗅覺影響邊緣系統、

下視丘、腦下腺，進而引發荷爾蒙的種種變化。

⚜ 情緒，從哪裡來？

情緒的產生與邊緣系統、下視丘、大腦皮質區，有著密切關係。

關於情緒的產生，主要經由兩個路徑系統，一種是「無意識」的路徑，經視丘接收感覺信息，再由杏仁核傳送至下視丘，啟動自律神經系統和內分泌系統，做出因應。

另一種則是「有意識」的路徑，經視丘接收感覺信息，先傳送大腦皮質，陸續到達杏仁核、下視丘，再啟動自律神經系統和內分泌系統，進而做出因應，這也代表人類可以透過此路徑，有意識地主掌自己的情緒。

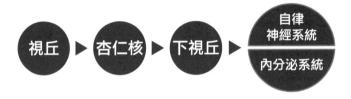

圖 3-2 無意識產生情緒的自動化歷程

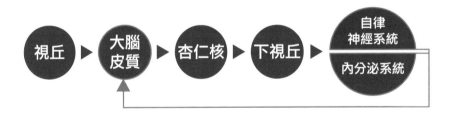

圖 3-3 有意識產生情緒歷程

情緒控制機台，壓力荷爾蒙樞紐

生活中難免遇到緊張或突如其來的事件，刺激大腦產生情緒波動，這是打從遠古時期人類在面臨壓力時，即會產生的生存本能，也就是身體自然的防禦機制。

但是問題就出在，當事情結束了，未消融的情緒仍在大腦裡產生的假象，誤以為危機仍在，這就會導致身心的失衡，擴及到大腦的思維層面。

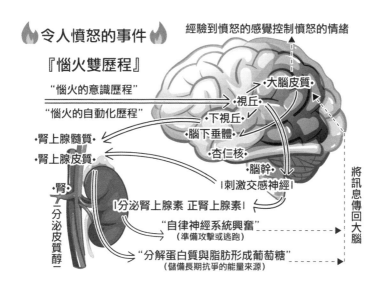

圖 3-4 恐懼在大腦機轉示意圖

恐懼是最基本的情緒，任何情緒的核心都出自於恐懼，恐懼對人體首當其衝的影響，在於消化系統及肌肉組織，此外也會影響呼吸狀態。

在消化系統方面會產生兩種截然不同的反應：一是胃部緊縮而無食慾，二則是暴飲暴食。此外，因壓力造成呼吸頻率的改變，使得二氧化碳無法順利排出，還會影響往常的飲食偏好，從清淡飲食變成重鹹飲食（在〈輯二｜02 療癒之母，身心的排毒與淨化〉有論述口味與內在情緒的對應）。

透過諸多臨床實證中，發現一個自我觀察的檢測方式，可以百分之百察覺消化器官的失衡：若是吃完飯立即想睡覺者，表示飲食無法提供營養，接下來會呈現越來越疲憊的狀態，表示「胃」已經出現徵兆；若是吃完飯一小時後想睡，多半是「肝臟」已經失衡，有些人則是攝取錯誤的食物，也會產生嗜睡現象。

但是對某些人而言，若要改變他們的飲食方式，比登天還難，需要強化第三脈輪（胃輪）以提升肝和胃的功能，最簡單的方式便是「呼吸療法」，可以運用三鎖印呼吸法，這能使氣在中脈及脈輪上運行得宜。

⚜ 淨化調息，放鬆身心的快速途徑

當恐懼情緒產生之後，人體會隨著三大神經系統（自律神經、交感、副交感神經系統）認知及判斷，身體會隨著認知及判斷產生反應，這也

是許多人面對現實（例如新型冠狀病毒引起的恐慌）會產生孤立或封閉狀態的原因，意即面對外來資訊時，大腦無法應付這些資訊，就會自動跳過去。

但這種情況並非全然由外在資訊影響，很多時候來自於內在，例如覺得自己不夠好、不自信，這些都是來自於內在，也會產生對外在不良的反應。

不論這些資訊是來自外來，還是對於自身的認知，都要透過「放鬆」把平衡找回來。

> 一個人處在放鬆的狀態，
> 才能讓體內器官如常運作，
> 這就是放鬆最大的秘密。

人的保養，如同保養車子一樣，需要有良好的休息，才能啟動良好淨化的作用。這些都是幫助人們不會因外在壓力而影響思維，「呼吸」正是達到放鬆的快速途徑。

交感神經和副交感神經相互搭配運作，維持人體健康和良好的能量。新冠肺炎陸續出現不同的新病毒，看著世界各地出現的新案例惶恐不安，

此時應運用呼吸療法，藉由不同的呼吸韻律節奏，將長期累積的負面情緒釋放出來，讓大腦停下來，不要因為對這些病毒的恐懼而影響到了日常生活。

當人們處在壓力情況下，心跳會變得快速，導致心臟會較易損壞和老化，又因心臟連接的血管異常跳動，便開始產生血管性的問題；壓力也會造成呼吸變得急促，氧氣無法深入到身體裡，因而供氧不足。

急促的呼吸也代表無法充分的呼氣，即無法把二氧化碳帶出身體，會產生酸性毒素無法帶出身體，而累積在細胞裡，由此可知呼吸的重要性。

此外，當我們有血壓問題，傷害最大的會是腦部的微血管，若缺乏維他命 B 及礦物質，血管也容易破裂。同樣回到需要具有良好呼吸的關鍵。

發炎的物質堆積、器官組織皆缺氧，無法有正確新陳代謝作用，導致身體容易退化和老化。唯有新生的細胞能夠百分之百運作，若只能運作 50%，身體就會處在無法代謝的老廢狀態，便容易老化。

因此，呼吸的重要性便在於此，一個人處在放鬆的狀態，才能讓體內器官如常運作，這就是放鬆最大的秘密。現今社會，每一個人都被自己或他人催促著向前奔跑，卻不知道該停下來讓身體有修復的機會，只有瞭解停下來的藝術，才能讓身體有新生的機會。

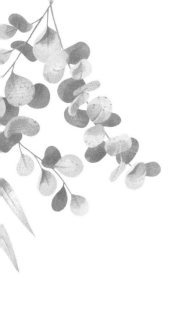

3-2
氣息調控的居家實修與練習指引

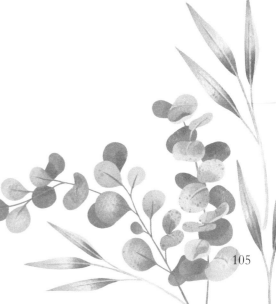

我們的身體並非總是開放的狀態，當感受到壓力，後背疼痛或情緒崩潰，都會促使脈輪關閉，此時，身體脈輪能量也會跟著失衡，長期下來，勢必引起生理上的病痛。

其中，呼吸對於調控壓力、釋放負面情緒，以及維繫身心靈的平衡，可說息息相關。通過呼吸療法開啟自己的身體，當一個人身體開啟並平衡運作時，便可促使腦細胞活化，讓思路更清晰。

⚜ 調控壓力、釋放負面情緒，維繫身心靈平衡

呼吸法的梵文為 Pranayama，其中由 Prana（氣息）加上 Ayama（調控）合為一義，意為「擴張生命量能的技巧」，也可以被視為促進身體健康與活力的呼吸練習。

血液循環、發聲、呼吸、消化、排泄，要讓這些體內機制正常運作，並保有流暢清晰的思維與穩定的精神，讓「氣」正常發揮作用，是不可或缺的一環。其中，控制氣的代表性方法，就是「呼吸」。

呼吸法是動用整個肺部吸入充足的能量，促進心臟血液迴圈，啟動經脈、穴位的潛在力量，將能量送往體內各個角落，使身體與心靈得以充分放鬆，並更好地潔淨身體，避免毒素蓄積在身體的各個部位，成為致病之源。

「呼吸」不僅只是日常動作，更能調和整個身體，以下分別介紹「左右脈淨化呼吸法」、「三鎖印呼吸法」（喉鎖、臍鎖、根鎖）、「清涼式呼吸法」、「蜂鳴式呼吸法」等，作為氣息調控的居家實修與練習指引，以培養健康的身心靈。

🪷 居家實修與練習指引 01：左右脈淨化呼吸法（Nadi Shodhana）

左右脈淨化呼吸法可以增加身體的能量，淨化身體的左脈右脈及中脈。氣息會由左右鼻孔輪流主導，影響著人的思考與感覺。

鼻孔與大腦、神經系統相連，許多疾病與呼吸有關，當左鼻孔呼吸時，氣息會連通負責「感知」的右腦；當右鼻孔呼吸時，氣息則會連通負責「思考」的左腦。

右鼻孔屬於右脈（Pingala Nadi），主要是提高消化系統功能，還能提升神經系統的傳導，尤其是影響情緒的交感神經系統，是幫助提升身體代謝的好方法；左鼻孔則屬於左脈（Ida Nadi），較偏向情緒、心靈的能量，能夠達到平靜和放鬆、立即幫助平靜紛擾、焦躁的情緒、降低血壓。

事實上，左右鼻孔輪流主導氣息的流動，每過幾個小時，呼吸會偏重在其中一個鼻孔。因此，若是左右交替呼吸的鼻孔，有助激活大腦，平衡影響情緒的交感與副交感神經系統，也能幫助體內的氣脈達到最深層的淨化。

除此之外，還能讓心情寧靜、思緒變得清晰、注意力集中，是最適合練習意志的工具。

Step1 預備，選擇自己感到舒適的坐姿。

Step2 彎曲右手的食指與中指，並將大拇指與無名指輕放在鼻翼兩側。

Step3 先用大拇指輕輕按住右鼻翼，用左鼻孔吸氣 4 秒後閉氣，再用無名指輕輕按住左側鼻翼，放開大拇指從右鼻孔吐氣 4 秒，以「左吸右吐」、「右吸左吐」為一個回合。

Step4 結束，依照自己的呼吸頻率，進行 8 個回合。

此時需要注意的是，如果在閉氣時，覺得身體有些不適，需趕緊鬆開一側手指，讓氣息順利呼出。若是高血壓患者，可以略過閉氣的步驟，以兩個鼻孔各輪流呼吸即可。

> 「呼吸」不僅只是日常動作，
> 更能調和整個身體，
> 調控壓力、釋放負面情緒，
> 維繫身心靈平衡。

⚜ 居家實修與練習指引 02：三鎖印呼吸法（Bandha）

印度瑜珈有這麼一種說法：每個人都有 3 個鎖，分別為根鎖（Mula Bandha）、臍鎖（Uddyana Bandha）、喉鎖（Jalanhara Bandha）。

梵文 Bandha，意為「約束控制、封鎖封印」，正是瑜伽特有的練習方法之一，含有收縮、束縛之意。因此，「鎖印」就有「收緊」之意，透過抑制或鎖緊喉嚨、心窩、會陰，讓散佈在體內各個角落的氣息能量集中。

三鎖印呼吸法的根鎖、臍鎖、喉鎖，分別對應的脈輪為海底輪、心輪、眉心輪。在能量上，根鎖是把海底輪、生殖輪與胃輪的能量集中提升，而臍鎖是讓能量從下三輪提到心輪，接著由喉鎖把能量從心輪送往眉心輪。

也就是說，根鎖只是滿足物慾需求，臍鎖則是從生存需求提升到「愛」與「人際關係」的層面上，而喉鎖更是昇華到靈性層次了。

呼吸控制著人體的生命之氣（Prana），身體當中有 5 種生命能在內部流動，負責執行不同層面，流動後會有廢氣產生，因此三鎖印呼吸法能創造一個能量鎖，阻止身體內能量的浪費，使拙火能順利上升啟動脈輪，用這些鎖來保留能量在體內。

◆ 喉鎖（收頷收束法）

用壓迫胸內器官的方式，來減慢心搏，因而可以放鬆大腦，有助於消除憤怒、緊張和焦慮的情緒。

Step 1 預備，採至善坐或蓮花坐等舒適坐姿，背部立直。

Step 2 抬起胸骨，頸部延展，慢慢低頭向下。

Step 3 下巴向鎖骨中間凹陷處，保持胸骨上提。

Step 4 頸部、喉嚨肌肉保持放鬆。

Step 5 結束，慢慢抬起下巴，深吸氣後吐氣。

’’
呼吸療法，
作為氣息調控的
居家實修與練習指引，
幫助培養健康的身心靈。
’’

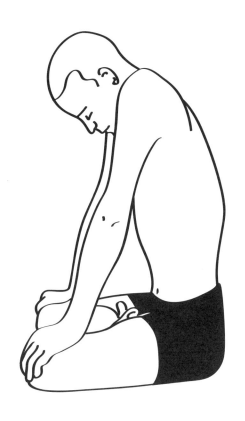

圖 3-5 收頷收束法圖示

◆臍鎖（腹部收束法）

臍鎖可以鍛鍊腹部肌肉，清晨空腹練習還可以啟動消化系統，幫助內臟器官排毒，改善便秘。

需要注意的是，初學者需要在專業老師的指導下練習，有經期、孕婦，以及腸胃疾病的患者禁止練習，以免發生危險。

Step 1　預備，雙腳分開與髖部同寬，稍微曲膝，身體向前傾，手肘微曲，撐在大腿前側。

Step 2　先做喉鎖，通過鼻孔深吸氣，接著從口中快速吐氣，再屏息。

Step 3　保持屏息狀態，腹部向脊柱並上提。

Step 4　注意脊柱要向上延展，腹部器官緊貼脊柱。

Step 5　評估身體可承受的狀況下，盡可能保持。

Step 6　結束，還原時先放鬆腹部，不要動頭和頸部，調整 3 至 5 次呼吸，最多可重複練習 6 到 8 組。

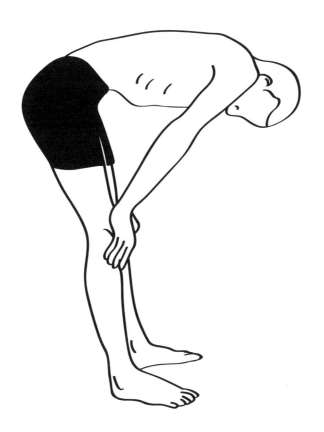

圖 **3-6** 腹部收束法圖示

◆根鎖（會陰收束法）

透過呼吸技巧的配合，收縮會陰部位，作為集中精力與高級瑜伽體位的基礎動作。

Step 1 預備，採取至善坐，腳跟抵住會陰處，背部立直。

Step 2 深吸氣，屏住氣息，會陰部肌肉會上提。

Step 3 收縮肛門、會陰、生殖器官到下腹部區域的肌肉。

Step 4 直到保持不住時，先慢慢放鬆會陰肛門，再還原自然呼吸。

Step 5 結束，可重複練習 1 到 10 次。

"

呼吸療法通過肺部吸入充足的能量，
促進心臟血液迴圈，
啟動經脈、穴位的潛在力量。

"

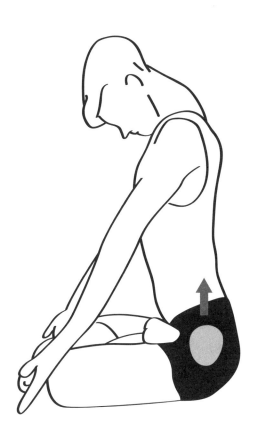

圖 3-7　會陰收束法圖示

◆ 大三鎖（Maha Bandha）

身體的能量會經雙腿流失，這三把鎖能保留這些能量，以利於身體使用。

這些鎖類似氣閥原理，能夠保留並重新再利用，這三個鎖可分開或一起使用，一起使用的話，就稱作「大三鎖呼吸法」。

大三鎖呼吸法，先深吸氣後閉氣，由根鎖逐一往上到臍鎖、喉鎖，鎖住時均不呼吸，將能量保留在體內，再以喉鎖、臍鎖、根鎖的順序，慢慢呼氣開鎖。

在進行大三鎖呼吸法時，可以將大拇指碰小指指根，掌心朝上，輕壓肚臍，保持這個手印練習 7 到 9 分鐘。

> 當一個人的身體開啟並平衡運作時，
> 便可促使腦細胞活化，
> 讓思路更清晰。

⚜ 居家實修與練習指引 03：清涼呼吸法（Sitali Pranayam）

從字面上來看，Sitali 有「清涼、放鬆」的意思，主要部位為嘴巴。

清涼式呼吸法可以紓緩眼睛與耳朵的壓力，對於經常用眼或是耳朵的人來說，深有助益。

除此之外，清涼呼吸法對身心還有其他幫助，例如淨化血液中的廢物、安定心神、改善消化不良、幫助腸胃蠕動等。

由於清涼呼吸法的動作嘴巴會呈現「O」形，舌頭捲成「U」狀，因此又被稱為「卷舌式呼吸法」，適用於體內過於燥熱、陽躁體質的人，反覆練習後，能使身體沉靜下來，又可視為「做自己體內空調」的靜心。

Step 1　預備，呈現舒服的坐姿，保持腰背挺直，雙眼閉上。

Step 2　嘴巴張開成 O 型。

Step 3　舌頭伸出唇外，捲成 U 型。

Step 4　像是吸管般，用舌頭吸進冷空進，在完全吸氣後，收回舌頭，閉上嘴巴。

Step 5　結束，下頜內收，喉部放鬆後屏息，屏息結束後，用鼻子緩慢呼出熱空氣。

在做清涼呼吸法之前，需要注意以下幾點：

1、初學者屏息時間不宜過長，1 到 2 秒鐘即可。

2、收束法和屏息，可依據個人情況做或不做。

3、勿在溫度過低、污染的空氣下練習。

4、怕冷、咳嗽、哮喘患者，不宜練習。

5、高血壓、心臟病患者，切勿練習。

6、無法捲舌，可以嘗試用筷子縱向壓住舌頭練習。

7、心臟疾患者練此呼吸法要謹慎，不適合長期閉氣心肺法。

"

清涼式呼吸法，
能夠緩解眼睛與耳朵的壓力。

"

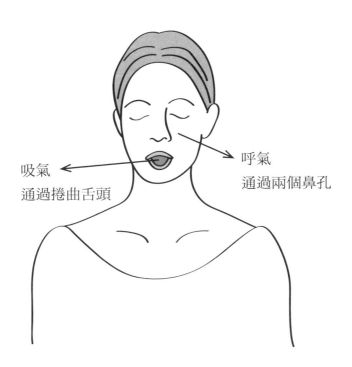

吸氣
通過捲曲舌頭

呼氣
通過兩個鼻孔

圖 3-8 清涼呼吸法圖示

🪷 居家實修與練習指引 04：蜂（嗡）鳴式呼吸法（Bhamari Pranayama）

梵文 Bhamari 的意思為「蜜蜂」，進行這種呼吸會產生嗡嗡的聲響，彷彿蜂鳴。

在這種呼吸法是下呼氣的時候，會產生嗡嗡的聲音，就像是蜜蜂的蜂鳴聲，是瑜伽大師斯瓦特瑪拉瑪（Yogi Svatmarama）大師所著的《哈達之光》（Hatha Yoga Pradipika）所提到的八種瑜伽呼吸法之一。

蜂鳴式呼吸能使練習者內心快速產生一種喜悅的情緒，透過呼氣要比吸氣慢，讓氣息流過鼻腔、鼻竇產生的振動，帶引神經系統的循環作用，穩定情緒、淨化身心、改善壓力，恢復良好且深沉的睡眠。

同時，經由長期的練習之下，聲脈能夠喚醒身體與大腦，提升血液中負責傳遞信息的一氧化氮（NO），因此能增強外部聲音覺知、記憶力和專注力。

"

**蜂鳴式呼吸法，
能夠穩定情緒、淨化身心、改善壓力。**

"

以下介紹基礎式蜂鳴呼吸法，以及泉源契合手印嗡鳴式蜂鳴呼吸法：

◆ **基礎式蜂鳴呼吸法**

Step 1 預備，只有耳朵用大拇指關閉，隔離外界的聲音，能夠清楚感覺到嗡嗡聲。

Step 2 採任何舒適坐姿，脊柱和頭部保持在一條直線上，保證呼吸過程氣流通暢，食指分別堵住左耳和右耳。

Step 3 深深吸氣，將空氣吸滿腹部，輕輕地閉上嘴巴，上下牙齒微微分開呈現自然咬合的狀態；慢慢呼氣，能夠感覺喉嚨後部發出震動的嗡嗡聲，這種震動能夠喚起腦部的覺知。

Step 4 結束，連續依照自己的呼吸做 5 到 6 回合的練習，感受身體的內在變化。

◆ 泉源契合手印嗡鳴式蜂鳴呼吸法

Step 1 預備，關閉身體和外部接觸的 6 扇門——2 個耳朵、1 對眼睛、1 個鼻子和 1 個嘴巴。

Step 2 採任何舒適坐姿，脊柱和頭部保持在一條直線上，保證呼吸過程氣流通暢。

Step 3 大拇指分別堵住左耳及右耳，4 根手指放在臉頰，食指輕輕關閉眼睛，中指輕壓鼻孔，食指輕壓嘴唇，小拇指在嘴唇下部。但要注意不要對眼球造成任何壓力。

Step 4 結束，深深地吸氣、慢慢地呼氣，能夠感覺喉嚨後部發出震動嗡嗡聲，感覺到震動能夠喚起整個腦部的覺知。

,,
透過呼吸淨化身心、覺察自己，
進而釋放平日中緊繃的壓力。
,,

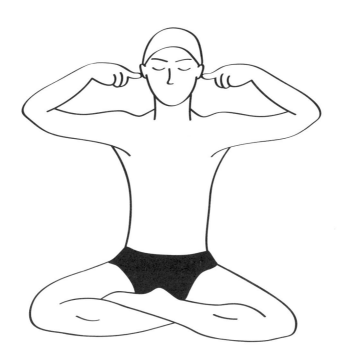

圖 3-9　泉源契合手印嗡鳴式蜂鳴呼吸法圖示

　　呼吸，是一個讓肺與氧氣親密接觸的動作，每分每秒都在發生，經歷有意識、有控制地呼吸，為身心帶來充沛的活力與能量，用呼吸淨化身心、覺察自己，釋放平日中緊繃的壓力。

　　想要一顆平靜的心，就從呼吸開始。

冥想靜心療法

五感復甦，和諧、寧靜、健康的正向思維

輯四

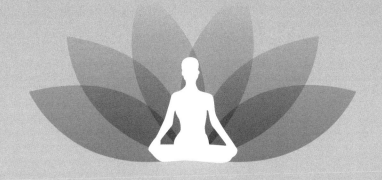

　　靜心是讓身心靈達到淨化、和諧、寧靜、健康的重要環節，其中包括：鏡子靜心、大山靜心、燭光靜心、光的靜心、脈輪靜心、蝴蝶靜心、瀑布靜心、頂輪觀想靜心等。

　　靜心冥想作為一種居家實修的方式，能夠快速協助五感復甦，也能在大腦的某些區塊形成新的神經迴路，有助情緒穩定、精準判斷，恢復正向思維，對於記憶及專注力都能有極大的提升。

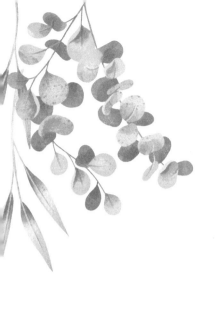

4-1

喚醒五感，看得清晰、聽得清楚、思考得更透徹

《黃帝內經・素問》：「心藏神，肺藏魄，肝藏魂，脾藏意，腎藏志。」五臟精氣充盛，則形體健康，精力煥發；反之，則神怯形萎。

一旦精神渙散，直接影響臟腑功能而發病。所以情緒過度異常，則肺腑失序，引發身心失調的惡性循環。

在邁入寶瓶身心靈協調的世代，越來越多人尋求內心的寧靜，許多人透過冥想，放鬆緊繃已久的大腦，將注意力從資訊爆炸的洪流中脫離出來。

🪷 冥想 VS. 身心靈，靜心的關鍵

「冥想」不僅是宗教行為，冥想靜心沒有門檻也無限制，不要求身分、地點、器具，冥想可以將注意力聚焦在身上，而且是任何教派都可以學習的療癒工具。

身心靈達到淨化、和諧、寧靜健康，冥想靜心是重要的一環。現今社會快節奏的步調，或是因電子科技產品蓬勃發展，幾乎人手一機，只要開啟手機裡的軟體，便可以無國界使用線上資源，縮短了時間與空間的距離，人們看似能節約時間做更多的事情，然而人與人之間的互動，也因此間接地被手機制約，形成鴻溝。

大環境充斥著 3C 電磁波，影響著人類的大腦，皮質荷爾蒙也因此過度發達，五感官越來越封閉，甚至退居幕後。

印度瑜伽呼吸大師若威・香卡（Sri Sri Ravi Shankar）對冥想有清楚的描繪：「當因冥想而完全放鬆時，與此同時獲得了敏銳的感官，可以看得更清晰、思考得更透徹、聽得更清楚，感官反射周圍事物，化而為一。」

多年來，在我帶領身心靈工作坊或個案的過程實證經驗發現，若能提供給學員靜心冥想的居家實修，可以讓五感官快速地復甦，同時也能在大腦的某些區塊形成新的神經迴路，能夠穩定情緒、判斷事物，慢慢轉換成正向思維，有助記憶及專注力的提升。若是搭配芳香療法、花波療法或頌缽音療等療法的結合輔助，更是相得益彰。

⚜ 科學實證，冥想有益健康

科學文獻實證，冥想靜心在心理上所帶來之益處。

比利時曾對 5 所學校中的 13 至 20 歲，近 400 名學生進行研究，菲力普・雷斯（Filip Raes）總結，遵循課內覺知靜心的學生，能夠明顯降低憂鬱、焦慮及壓力狀態，且長達 6 個月以上，這些學生都不易發展出類似憂鬱的症狀。

然而，加州大學針對曾罹患抑鬱症病史的患者進行覺知靜心，發現能夠降低失功能信念（Dysfunctional Beliefs），阻止過去事件導致錯誤信念，強壓在我們大腦的迴路系統被建構，而阻止我們從更完整的人生

道路邁進，以及反芻思維（Ruminative Thinking），防止同樣的思維反覆出現在腦海。

另一項研究也發現，冥想靜心在緩解憂鬱症上，有類似抗憂鬱症藥的治療效果。

《心靈的傷，身體會記住》（*The Body Keeps the Score*）這本書曾探討核心主題——創傷後壓力症候群（Post-traumatic stress disorder, PTSD），即人在經歷情感、戰爭、交通事故、暴力衝突或親人罹難等創傷事件後，所產生的精神疾病。

人在創傷後會呈現過度頻繁的生理喚起，例如當我們聽到火車行經時的引擎及鳴笛聲所發出的轟轟巨響，雖然心情會顯得些許煩躁，但還算是可以接受的範圍，不至於感到憤怒。但對於曾經有戰爭創傷經驗過的患者，卻會讓他們聯想到砲彈、死去的弟兄、殘肢，因此當生活中遇到有類似的躁動聲，都會令他暴怒、汗流不止，甚至易哭。

我曾遇過一位以色列時的瑜珈老師，在他的國家曾經驗到許多戰爭，因此他分享自己對於這類聲響，的確比他人更加敏感、易怒，因為這些受創者把某些情境和恐懼聯想在一起了。

科學家想搞懂這些受創者的腦部變化，於是用兩個對照組來進行腦部核磁共振，進而觀察腦部變化。其中一組是受創者，另一組則是非受

創者，都分別進入儀器中，並在進入前唸一段有關戰爭的逐字稿，結果發現受創者大腦的杏仁核及前額葉皮質區，比一般人出現明顯的差異。

簡單來說，將杏仁核視為人體的煙霧警報器，而前額葉皮質區則為瞭望台，當我們聽到酒瓶聲時，杏仁核會分泌荷爾蒙，藉此來控制我們的注意力，讓我們呈現警戒小心狀，但當我們望向窗台，發現這個敲擊聲只不過是垃圾車行經，或是有人開生日慶祝 Party，瞭望台就會跟警報器說：「我搞清楚情況了，現在很安全，你毋須再繼續分泌一堆不必要的荷爾蒙了。」

於是，煙霧警報器便回到正常的待機狀態，我們則繼續回到正常生活。

☙ 創傷後壓力症候群，4 個重要表徵

不過，PTSD 患者的瞭望台會在警報器分泌荷爾蒙時，已經停止作用。

即使知道那只不過是日常生活層面周遭正常的聲響，仍會讓他們聯想到那位每次喝酒後，就會暴打他的父親，或把情緒轉嫁給他的母親。

由於杏仁核過度分泌荷爾蒙，早已使他們筋疲力竭、疲憊不堪，使他們無法過正常的生活，因此總是欲振乏力。也因此，他們在面對生活情境時，總是容易偏向負面思考，這是第一個表徵。

此外，第二個表徵便是變得麻木，當我們只是靜靜地坐在椅子上、什麼都不去想時，我們的大腦就停止不動嗎？當然不是。

科學家發現大腦中的前扣帶迴、後扣帶迴、腦導、頂葉區四者會合力運作，而形成我們的「意識」。

當人們什麼都不去想時，我們就只會關注一件事，便是自己，開始會接收某器官的訊息，包含眼睛酸澀、肚子餓、心情不好、呼吸急促等等。

但在 PTSD 患者中，有些選擇麻木不仁來漠視自身感覺者，當他們什麼都不做時，反而大腦內的這 4 個區塊會選擇封閉，不去感覺自己的感受，築起一座保護自己的城牆，來避免曾經過去那種感到羞辱、悔恨的情緒與感覺，這也是他們看起來較面無表情、僵硬的原因。

更可悲的是，他們無法體會生活中的此刻所能帶給他們的美好，而只與過去的記憶相處，無法進入新的體驗。換言之，他們因為害怕被恐懼侵擾，因此選擇失去感覺，以形成一個安全防護堡壘。

第三種表徵便是解離，特別是在面對威脅時，當我們無法順暢地與社會資源產生求救與連結，就會進入生存最直接的本能反應，也就是形成「打或逃」，心跳加速，所有注意力皆會用來判別一件事：「我究竟能擊退眼前的這個龐然大物的威脅嗎？還是我該逃跑？」

不論是哪一種型態，我們都無法躲避與藏匿，因此背部多元迷走神

經便會出來接管大腦的所有運作。在大腦的接管的命令之下，我們的新陳代謝率便會大幅下降、心律驟降、腸道停止蠕動或排空，整個身體便會僵住，即為「解離」，這也是過去在阿育吠陀療法的型體判讀當中，最常在人們身上發現已呈現的情況。

第四種表現便是自責，亦即將所有生命事件的悲劇，歸咎於自己的過錯。

此時，透過靜心冥想，除了可以靜下心來，傾聽內在聲音，讓自己減緩憂鬱情況之外，冥想靜心還可以達到平靜、減緩焦慮、增強注意力、改善睡眠品質、讓心情愉悅、緩解這些生命事件創傷的壓力症候群。

多數人之所以感到焦慮，是因為不斷懊悔過去已經發生的事情，或是擔心未來即將發生的事物，而我們透過冥想，幫助自己專注當下，分辨生氣、害怕或快樂的情緒，緩解不必要的焦慮，以平靜的心面對每一個當下。

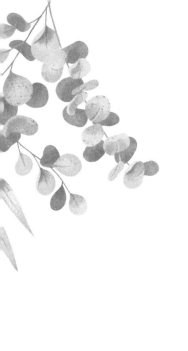

4-2
鏡子、大山與燭光靜心，居家實修與練習指引

冥想是一種更接近自己、更能跟自己溝通的方式。

因壓力而承受了焦慮、暴躁等負面情緒，影響著健康，當接收了自己無法承擔的壓力時，讓我們整個人都呈現失衡狀態，而靜心冥想是一種可以讓我們的身心達到和諧的方法。

在本輯將介紹我在身心靈系統中，常用的冥想靜心方式：

⚜ 居家實修與練習指引 01：鏡子靜心（Mirror Meditation）

靈修大師奧修曾推薦「鏡子靜心」，運用凝視鏡子的方式，以第三者的客觀視角看自己，持續 21 天便能見到真我，速證空性。

國學大師南懷瑾先生的書中也提到：「鏡子是悟入無我的最快辦法。」英國科學雜誌《新科學家（暫譯）》（*New Scientist*）也曾談到科學家研究發現鏡子實驗，有效打破我們對於外貌的執著，在實驗中也證實自我是如何取得身分、認知身分的認同感。

心理學家利用鏡子靜心，不但讓患者找到造成心理疾病的原因，還治癒了疾病，不同的是，在英國科學家研究中，凝視鏡子靜心的時間為 10 分鐘，而奧修的方式則為 40 分鐘。

◆ 初時階段

鏡子靜心需要在一間全暗的房間，站在一面大鏡子面前，點一支小

燭光放在鏡子旁邊，但不要讓火光直接反射在鏡子裡。

此時，只有臉被反映在鏡子裡、沒有燈火，凝視著鏡子中自己的眼睛，過程中盡量不眨眼，進行 40 分鐘。

在 2 到 3 天內，便能在整個 40 分鐘裡保持不眨眼，整個過程中若有流眼淚的症狀，就讓它流，但仍維持不眨眼，繼續凝視鏡中的眼睛。

◆ 療癒過程：與無意識相遇，回歸本來面目

持續凝視鏡中眼睛 3 天，會覺知鏡中的臉開始產生變化，對自己的臉感到越來越陌生，甚至認不出自己的臉。但整個過程中，所呈現出來的臉都是自己，這些臉也可以被認為是一種「面具」，有時甚至會看見屬於自己前世的模樣。

持續一週每晚練習40分鐘後，鏡中的臉不斷地變化，看了這麼多「面具」來來去去變換，三週後，便將無法記住哪一張才是自己的臉。若是持續做下去，某一天會發生奇特的現象——突然驚覺鏡子中並沒有自己的「臉」，鏡子呈現出來的是空白，此時的你正在凝視「空」。

這便是此靜心法所要達到的片刻，閉起眼睛，與無意識相遇、碰面。此時將會變成一種完全赤裸的狀態，所有潛意識的欺瞞都會消失，回歸到本來面目。

我們會還原生命的真相，看見原來過往頭腦認定的對錯，原來都只

是一場空，沒有評判、沒有重要性、沒有分別，也沒有美醜，不僅看見屬於獨一無二的自己，並看見每件人事物原來都是神聖的，生命中每個安排都不是白費，有其必然性與神聖性。

這是我在帶領工作坊運用時，許多學員真實體驗到的境界與狀態，並因此療癒了他們在關係層面的課題。這並非是刻意安排的療癒，卻都通過這種靜心過程，自動發生了！

◆ 對鏡練心，看見真實的自己

我在臨床中發現，鏡子靜心能夠引導人們看見生命的實相，並從真實的相貌中讓頭腦自動脫鉤，而非幻象。

那些來自於頭腦思想中所創造的幻象或小我把戲（Ego Game）會因此漸漸遠去，內在源源不絕的智慧與洞見，則像泉湧般流淌，學員們的生命獲得了許多支持感與重生力量。

> 生命中每個安排都不是白費，
> 有其必然性與神聖性。

對鏡練心，鏡子反映出人們的內在。透過鏡子，讓人們完完全全看見真實的自己，並消除過往生命歷程中，被自我加諸或設限的不必要障礙。

我在香港帶領心靈成長工作坊時，也將此法與內在小孩療癒、面具靜心等方式，整合交叉合併運用，學員回饋表示在移除無意識的負面信息上，都能得到非常好的效果。

對鏡靜心的技巧，是面對真實自我非常有力的方法，可使人破除形象感及深層無意識的制約，或以為外在社會價值觀會認定自己的標準，直面一個人內心核心根源受綑綁的深淵，通過這種靜心，有助於人們成為自己生命的主人，回歸內在的自由與安定。

⚘ 居家實修與練習指引 02：大山靜心（Mountain Meditation）

能擇山居做大山靜心，除了自然的氣神蘊藉與療癒，更容易進入放鬆狀態。

◆ 瑜珈拜日

可選擇在清晨 5 點或傍晚黃昏時分，對著一座大山靜默。

在靜心前，可先進行哈達瑜珈拜日式伸展，藉由啟動肢體、幫助氣場與脈輪能量流動，也可先進行三鎖印呼吸法靜心，打開呼吸層面的氣閥。

而後選擇面向一座大山，最好的方式是眼睛可以平視並完整看到山

的全貌，全程如如不動，但脊椎要打直，頭盡量不過於仰視或低頭，坐定後就不再移動，持續 40 至 60 分鐘。

練習的過程，可能有人會心猿意馬，但耐著性子坐足一段時間，終會發現其中的奧義。

◆ 動靜皆生命

我在印度靈修，以及帶領國際身心靈之旅時，常在課程架構搭配進行這種靜心方式，學員都能產生許多頓悟。

許多人發現生命中沒有一處不是流動著，也有許多人藉此過程，意識到生命不論如何變化，都有一個深植於心，與大山一樣是任何風吹草動都無法任其移動。

也有眾多人意識到萬物間，即使看似不移動的現象，其實也隨時在變化著，如同山雖然屹立不搖地在那兒，但風的吹動，會帶動山中樹梢、葉脈間的擺動，地殼下也隨時在變化。

生命無處不是在動中有靜、在靜中有動，於是有了無須執著的領悟。

⚜ 居家實修與練習指引 03：燭光靜心（Candlelight Meditation）

燭光靜心又稱為「一點凝視法」，是瑜珈中常被運用的契合冥想方

式,為一種心印及清潔法。

◆ 凝視冥想

先透過凝視某一個專注物(通常是一個黑點或燭光)一段時間後,再閉上眼睛在心裡持續觀想此專注物,把印象刻在眉心位置。

這是一種相對其他冥想方式較為傳統的靜心法,主要原理是藉由通過凝視,可加快眼部的血液循環,通過練習可提升聚焦專注力。

◆ 視覺靈敏,帶來健康療癒

「這樣不會用眼過度嗎?」學員都會有這個疑問,我們以為會太過費力專注,實則不然。進行此靜心法之後,反而能明顯感覺到眼部疲勞得到紓解、視力變得精明,眼睛明亮而靈敏,並且能夠有效調整各種眼疾。

我在帶領心靈成長或專業自然療法團體工作坊時發現,人們若經常藉由通過燭光靜心,並在腦海裡捕捉火焰的影像,能夠幫助進入冥想的狀態。古時候人們在學射藝時,也是要練習注視遠方標的物,一段時間之後,自然可以眼到、手到,而燭光靜心雖然不是為射藝而練,亦可以活化靈敏視覺。

關於靜心冥想對於身心靈 3 個層面,都有不同助益:

◆燭光靜心，對身心靈的助益

身體層面	1、平衡腦波，並調節副交感神經，使人解除壓力。 2、緩解眼睛相關疾病與疲勞、放鬆眼部肌肉、促進眼周血液循環，流淚可排除眼睛毒素，淨化眼睛。 3、使中脈的能量更加順暢流動，有助於更深入冥想。
心理層面	1、鍛鍊大腦進入更高層次的警覺狀態，使心靈更為平靜、精神及自信心更加飽滿。 2、淨化眉心輪、增強注意力、改善記憶力、提升學習力、平靜心靈。 3、清除心中雜念。
情緒層面	1、療癒身心。 2、紓解長期累積的慢性壓力。

◆燭光靜心歷程

在做燭光靜心之前，需要先預備點著的蠟燭，並以舒服坐姿坐下，但是不要彎腰駝背，把蠟燭放在與眼睛距離約 1 公尺的範圍，且與視線水平平行的高度。

同時，準備一個計時器，過程中可播放瑜伽輕音樂，令自己更放鬆。

接著為眼球進行簡單熱身，上下左右各瞪幾次，而後轉轉眼球，每個動作間隙，可閉上眼休息一會兒，感覺心是完全的靜止狀態。接著可

搓手心，令手心發熱，然後蓋在眼皮上，稍加按壓。

整個燭光靜心的過程，大致分成 4 個階段，從多次教初學者或自己練習的經驗裡，都證實它是極為安全又容易上手的靜心方式，可結合聲音療法，或以水晶砵或銅金屬缽、銅鑼、風鈴等音樂療法，讓身體和內心先沉澱再開始，步驟如下（全程均盡量不要眨眼）：

- **第一階段：不用力地凝視火光**（**Effortless gazing at the flame**）

  此階段，像是平常張開眼睛看物品一樣，自然輕鬆、無須出力瞪眼。起初可先望著火光 10 秒鐘作為適應，而後再 10 秒、10 秒往上加，按自己的能力做幾次。

  做完後，搓手心，令手心發熱蓋在眼皮上，稍為按壓。

  切忌一開始就直接凝視火光，可由望地板開始，再將目光慢慢上移，看到火光後，才把全副心神、注意力放在火光上。

  睜開眼時，視線不要直接落在燭光上，而是逐漸地從膝蓋移到面前的地上，再抬高視線至燭台的下方，最後落在蠟燭的中心位置，開始注視燭光，觀察其內外焰、大小、形狀及顏色。

- **第二階段：用力地凝視燈芯**（**Intensive focusing at the tip of the wick of the flame**）

  第二個階段開始，就要稍為用力地瞪著蠟燭的燈芯。

這個階段最辛苦，但必須忍著流眼淚和想眨眼的衝動，建議可由 30 秒開始，再按自身能力加上去，做幾次。

做完後，搓手心，令手心發熱蓋在眼皮上，稍為按壓。

· 第三階段：散焦的凝視（De-focusing）

此階段較為複雜，須看著火光但不要對焦，只要放空望著火光即可。

由於散焦的關係，有些人會看到很迷幻的火花影像，請盡量記著這些火花的特徵和形狀，並留意火花的顏色，可多停留一些時間，約莫 45 秒至 1 分鐘，這個階段需重複 2 次。

完成後，閉上雙眼，並嘗試回想剛才火花的細節。

· 第四階段：靜默（Silence）

平躺大休息，讓身體各部位都放鬆下來，想像自己正在「往下沉」，拋開所有雜念，讓腦袋真正地沉靜下來。

燭光靜心的目的，在於清潔眼球及刺激淚水自然分泌，因此整個過程盡量不要眨眼，飆淚水是必經階段。記住要適應眼睛暫時不舒服的感覺，便能達到最佳效果。

練習過程中，也可戴有框眼鏡，但不能戴隱形眼鏡，因練習中流淚

會讓隱形眼鏡移動，刺激眼角膜，曾經做眼部手術者（如近視雷射手術）最好先諮詢專業醫師，才可進行練習。

罹患抑鬱症者初期不可進行燭光凝視，先進行其他冥想靜心療法，待狀態穩定再進行；當雙眼過於疲勞，可輕輕闔眼低頭，讓眼睛稍作休息。

此時若足夠專注，眉心輪會出現蠟燭的火光，用意識將其牢牢抓住，火光會逐漸縮小，當眉心輪火光消失，再睜開雙眼繼續注視燭光，以此法反覆注視燭光約 10 分鐘，藉此獲得身心靈的滌洗與昇華。

"

燭光靜心能鍛鍊大腦
進入更高層次的警覺狀態，
使心靈更平靜、自信心更加飽滿。

"

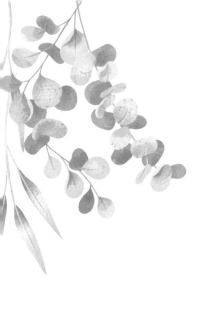

4-3
脈輪靜心的
居家實修與練習指引

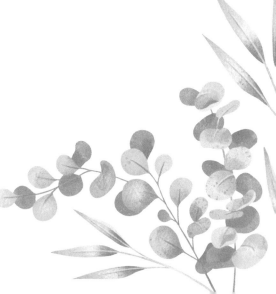

脈輪（梵文 Chakra）是人體匯聚能量之地，字面意義為輪子或盤子，有「如輪子般旋轉的生物能量」之衍生意涵。

脈輪也稱為「生命之輪」，由 7 個脈輪相互串聯發出七彩光芒，並與宇宙能量互相流動，形成特殊的能量磁場。

☙ 居家實修與練習指引 04：脈輪靜心（Chakra Dhyana）

脈輪是人類天生就擁有且源源不絕的能量，關鍵在於是否平衡。

若是脈輪平衡，便可使各器官運作正常；若是不平衡，則會引發體內器官與情緒的失衡，甚至會引發疾病。因此，保持脈輪平衡有助於身心健康、改善生活。

我們可以藉由脈輪靜心的練習，來激發脈輪，提升意識境界，加快覺醒的速度。按照脈輪旋轉速度，可知脈輪活躍與否，也可得知在體驗生命情境實相時的狀態，在進行此靜心法時，著重在各脈輪做出的手印，以及必須發出的特定音頻，以協助脈輪的振動、啟動，且脊椎必須打直，以協助脈輪能量得以順暢流動。

人體的主要 7 個脈輪，由下而上依序排列，分別是海底輪、生殖輪、胃輪、心輪、喉輪、眉心輪到達頂輪，並且每個脈輪都有象徵的顏色。

◆ 第一脈輪：海底輪（Moolahara）

位於脊椎骨尾端，代表著生命力和活力，主要掌管與身體的連繫，是滿足我們基本生存慾望的脈輪。

如果海底輪處於平衡活躍狀態，會為我們帶來安全感；若處於失衡狀態，則會感到恐懼、緊張，身體會覺得遲鈍、懶散，嚴重者甚至會有慢性疾病纏身。

	顏色	紅色
	位置	會陰，位於生殖器與肛門中間
	元素	地
	重要性	喚醒生命能量的基座亢達里尼，增進穩定性
	相關器官	腎臟與膀胱
	咒語發音	Lang
	手印	食指尖與拇指尖相接，手心向上（呼吸練習法第一手印）

◆ 第二脈輪：生殖輪（Svadhisthana）

主要掌管情感和性慾，又稱「性輪」。這個脈輪代表樂觀、自信、熱忱、勇氣，同時也代表著享受性歡愉的能力。

若是生殖輪處於平衡狀態，人就容易建立親密關係，擁有健康熱情的態度，面對生活中的各種事物；若生殖輪處於失衡狀態，則容易在親密關係中過度依賴或恐懼失去、嫉妒、性慾過盛或性冷感。生殖輪掌管區域也包含大腸，因此也有可能導致結腸、盲腸、膀胱等疾患。

	顏色	橘色
	位置	恥骨上方到肚臍
	元素	水
	重要性	增強自制力與敏銳度
	相關器官	子宮、睪丸、前列腺和大腸
	咒語發音	Vang
	手印	食指尖與拇指尖相接，手心向上（呼吸練習法第一手印）

◆ **第三脈輪：胃輪（Manipura）**

胃輪是人體能量場的力量中樞，代表付諸行動、危機處理及自我約束的能力，快樂和感官知覺是胃輪的核心特徵。

主要掌管在團體中的感受。當胃輪正常活躍時，可以適當展現出勇氣、足夠自信，來面對內在或外在的恐懼，並且以正面態度面對親密關係。失衡時，則會導致胃部、肝臟、脾臟和小腸等發生病變，在心理上會對事物的無力感、缺乏自信、自尊心低落，或是陷於過去記憶，可能變成唯唯諾諾的性格。

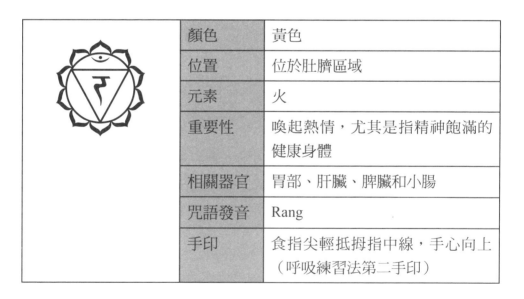

	顏色	黃色
	位置	位於肚臍區域
	元素	火
	重要性	喚起熱情，尤其是指精神飽滿的健康身體
	相關器官	胃部、肝臟、脾臟和小腸
	咒語發音	Rang
	手印	食指尖輕抵拇指中線，手心向上（呼吸練習法第二手印）

◆ 第四脈輪：心輪（Anahatha）

心輪是人體能量系統的核心，主要掌管「愛」，透過心輪，我們瞭解如何分享愛、如何維持親密關係。

愛的行為與心輪相關，因此心輪能量平衡的人，樂於與他人交往、分享，並具有同情心、友善，在團體中是備受大家歡迎的人，因此心輪是「人際關係之輪」。當脈輪受阻時，會使人無法建立親密關係，與人交往總是保持距離，或是擁有過度的愛令人窒息。

心輪還代表著氣血循環，除了身體上，也代表著呼吸的順暢度。

	顏色	綠色
	位置	位於胸口、兩乳之間的區域
	元素	風
	重要性	感受愛和情感的中心
	相關器官	心
	咒語發音	Yang
	手印	食指尖輕抵拇指中線，手心向上（呼吸練習法第二手印）

◆ 第五脈輪：喉輪（Vishuddhi）

喉輪主要掌管自我表達和言談。當喉輪活躍時，擁有良好的溝通能力，可以毫無障礙地展現自己的想法，因此覺得與人難以溝通、想對外表達卻毫無辦法的人，可能就是喉輪受到阻塞，呈現不平衡狀態。

但如果喉輪過度活躍，則會容易太過多話、喜歡掌控談話，無法成為良好的傾聽者。

	顏色	藍色
	位置	位於脖子與鎖骨間的凹陷處
	元素	宇宙（空）
	重要性	喚起臣服，內在神性，開啟神秘次元
	相關器官	喉嚨、肺臟
	咒語發音	Hang
	手印	食指尖輕抵拇指根部，手心向上（呼吸練習法第三手印）

◆ 第六脈輪：眉心輪（Agneya）

眉心輪又稱「第三眼」（Third Eye Power），位於兩眉之間延伸進入腦部，眉心輪主要掌管洞察力和視覺化能力。

眉心輪把意識從物質層次昇華到心靈層次，對宇宙能量的敏感度增加，使我們具有自我實現的能力，打開眉心輪的覺知能夠幫助我們看穿幻象，用新視野去看待每一件事情。

如果眉心輪不活躍時，個人會下意識去依賴權威，而不是自己思考後決定，可能因此而陷入迷茫；如果過於活躍，則會活在幻想裡，甚至是產生幻覺。

	顏色	深藍色
	位置	位於兩眉之間
	元素	
	重要性	同時擁有太陽和月亮的能量，主要在於生起智慧和覺醒，增進記憶力和專注力
	相關器官	眼睛、前額
	咒語發音	Aum
	手印	食指尖輕抵拇指根部，手心向上（呼吸練習法第三手印）

◆ 第七脈輪：頂輪（Sahasrara）

頂輪位置在頭頂中心，掌控著智慧，負責統合所有脈輪的運作。

當此脈輪活躍平衡時，我們能夠超越自我，不再堅持二極對立性，領悟到我們與世界萬物皆為一體，臣服於宇宙的智慧。如果頂輪失衡，將無法察覺到精神世界的存在，思想將受限。

	顏色	紫色
	位置	位於兩眉之間
	元素	
	重要性	同時擁有太陽和月亮的能量，主要在於生起智慧和覺醒，增進記憶力和專注力
	相關器官	眼睛、前額
	咒語發音	Ogum Satyam Aum
	手印	食指尖輕抵拇指根部，手心向上（呼吸練習法第三手印）

◆脈輪靜心注意事項

進行脈輪靜心練習，在第一脈輪至第五脈輪靜心念咒語時，會自然地用鼻子吸氣，舌頭頂上顎，所以 G 不發音；在第六脈輪時，咒語「Aum」的發音比例為 3：2：1，每個脈輪都可做 7 遍、21 遍或任何數目都可以。

進行唱誦時，把專注力放在脈輪部位，前三輪叫做下三輪，後四輪稱較高的輪。

每個人體中心均有拙火（Kundalini），在生命中，拙火總是升升降降，影響著我們對事物的感受。

當看到一片美麗的風景，會驚呼：「哇，好美！」或是聽到音樂很大聲，便會感覺到極大能量，有時是因為拙火上升之故。若聽到一些人的意見，覺得：「喔，還好啊！」情緒毫無波瀾，心中沒什麼感覺，可能是因為拙火一直處在低處的緣故。

因此，當脈輪被淨化，拙火會上升而被啟動，這些脈輪會對聲音有所回應，這些聲音則稱之為「真言」，當這些聲音不斷唱誦，它會使拙火上升，令每個脈輪開花，充滿靈性。

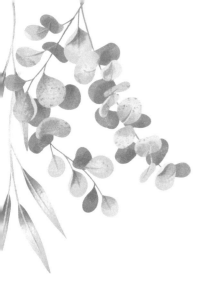

4-4

光的冥想級次，居家實修與練習指引

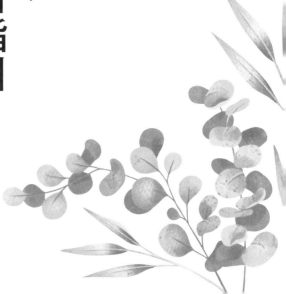

光的冥想方式有很多種，最終目標是讓人們進入提升的意識狀態。

這也是一種蛻變能量，透過光的引導，使靈性向上提升的簡單方法。

🪷 坐禪、習禪、行禪，靈性同歸

光的靜心是一種動態的思想靜心，當有意識地配合光能量運作時，能在理性、情緒與身體層面上幫助人們，另一方面也能療癒我們的思想、心理及身體的正面修習、轉化，隨著每星期在光中的運作，以及持之以恆的靜坐之後，你會發現自己內在的改變，你更會發現自己的心靈受到觸動。

它是一套簡單的體系，坐著聽，躺著聽，都不影響其發揮效果。在日常運用上，經常以「坐禪」、「習禪」的方式來練習，也就是藉由看書或聽音樂的方式進行冥想，而「行禪」就是把課程中習得的「光」，發揮自己的創造力，運用在日常生活之中。

運用的準則，在於帶著愛的起心動念，於生活當中覺察觀照，其他則百無禁忌，但多半會搭配日記，來協助內化重整。因光的運作是「思想引導能量，能量跟隨思想」，因此想像力並不會影響光的運作，但在書寫過程中，能量會導引進入思想層。

光的靜心是一套龐大的體系，有些人想要經歷整趟完整的光之旅，便需要走完 17 個級次，想要完成全部級次需要花上約 5 到 7 年的時間，

如同進行一次環遊世界的旅行。

光明心性，彷彿一次環遊世界的旅行

由古至今，許多靈修法門都會提到「光」。開悟者提到進入光明心性的體驗時，都形容自己像是置身於光與能量的環境中；聖經也會用光來代表聖靈與奇跡的顯現。

光的能量本身不具有意識，須要經由人們的思想與意識來引導它，在意識與自我的驅策下，覺知擴展散發時，會發現自己已經成為一個開放、有愛、渴望生命的人。

經由靜坐、坐禪會感知到身體發生了變化，這些變化有可能影響到我們的情緒體、感受體，以及理性體，雖然一開始我們的焦點會放在身體層級上，但其他層級也會隨之產生變化。

光的靜心從身體、情緒感受體、理性體、乙太星光體為初階層級，並隨著練習的深入，逐步進展。以下分別介紹各個層級：

◆ 運用身體級次：

藉由光的能量來淨化、治癒和恢復人們的精力和活力，喚醒身體的細胞組織，以及內在的靈性體系，讓身體得到清明的感受、認識自身內在的精神本質，回復青春的健康和活力。

◆情緒感受體級次：

針對情緒體與感受體的淨化，光的能量可以釋放虛妄影像、錯誤信念及理解，釋放自身內在或從他人身上所吸收來的負面感受、觀點和頻率，以獲得情緒體、感受體的自由、成熟與寧靜祥和。

◆理性體級次：

移除負面信念、清除陳腐的思維模式，幫助生命不再重覆發生同樣的負面模式，藉由在光中運作，將每一個層面帶入平衡並與性靈整合。

◆乙太星光體級次：

光的能量被大量用來淨化移除乙太星光體中的雜質，使這體系中的雜質，不再受到負面信念的影響或制約。

> 透過光的引導，
> 讓自己成為一個開放、有愛、
> 渴望生命的人。

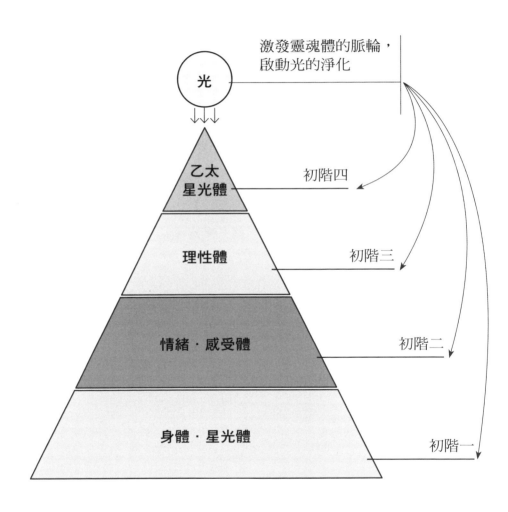

圖 4-1 光的靜心層級

⚜ 居家實修與練習指引 05：喜悅曼陀羅靜心（Ananda Mandala）

喜悅曼陀羅靜心取自於印度的《吠陀經》，是從火的擴張（Agnisar Kriya）古老的呼吸法而來，通過強烈的呼吸方式，讓封閉的脈輪能量流動，迅速打通身體能量，提升身心靈的平衡狀態。

身體、呼吸，以及拙火，會影響喜悅曼陀羅靜心的覺醒過程，除了要注意這 3 點之外，也要敞開心靈，因為頭腦總是會介入其中，因此想直接喚醒拙火是不容易的事。

唯一能做的就是控制呼吸，透過呼吸使頭腦鎮靜，同時喚醒拙火。印度有個傳言：「要控制牛，要用牛鼻環控制，若要幫助一個人，就要控制呼吸來推向覺醒。」

◆ 喜悅曼陀羅靜心呼吸方式和節奏

喜悅曼陀羅靜心使用的音樂，曲中的「One」指的是吸氣，「Two」指的是吐氣，按照喜悅曼陀羅靜心的呼吸節奏為 1:1，也就是說，在音樂唱到「One」時就要把氣吸飽，「Two」時就要把氣吐光，然後閉氣，稱為「Kunbaka」。

吐氣時，不需要太用力，以慢、中、快 3 種速度來進行，下肺呼吸會吸更多生命能，所以腹式呼吸會比上肺好，但在這個靜心法當中，我

們用的是上肺法，它是不同的呼吸方式。

當你吸完氣並閉氣時，首先專注於海底輪，再吸飽氣後再閉氣，專注於生殖輪，以此類推，做 7 個循環，此時，頂輪都是在吸氣到底之後，就閉氣的狀態。

一個循環 3 分鐘，所以 7 個循環是 21 分鐘，等 7 個循環都做完後，便專注在頂輪，躺下來大休息 10 分鐘。

在呼吸時，專注在呼氣上，只有在吸閉氣，才專注在那個脈輪所在部位，可觀想脈輪的花瓣朝上面向陽光。

◆ 喜悅曼陀羅靜心的練習週期

喜悅曼陀羅靜心能產生能量漩渦，讓能量持續流動以達到喜悅的靜心方式，因此一週一次即可。

◆ 喜悅曼陀羅靜心的禁忌

孕婦、心臟疾患、高血壓、低血壓都請不要練習，但小孩可練習。

此呼吸法對拙火上升很有效，所以會經驗到喜悅，有時障礙喜悅的負荷會被釋放掉，那些負面情緒會浮上來，進而釋放，而走入喜悅的狀態。

這是團體靜心方式，在進行時要圍成一個圓圈，與兩邊的人的手牽

起，牽起手時左手心朝上，右手則蓋別人的左手心，使手部脈輪與隔壁者的手部脈輪相互搭起。

當人們處理好關係，也會使此種靜心做得更好，好好調整好關係、飲食、運動，都可幫助靜心過程。

因為是團體靜心，一定要有助理去協助有情緒起伏的人，有時當情緒起伏大容易失控，因此這類人需要繼續做下去，讓身心放鬆。

⚜ 居家實修與練習指引 06：蝴蝶靜心（Butterfly Meditation）

找個舒服的坐姿，輕鬆閉上雙眼，想像成千上萬隻細小、美麗、色彩繽紛的蝴蝶在面前，感覺蝴蝶群把你的身體提起來。

感受此刻的輕盈與自由，牠們正在把你帶入一段旅程，帶你看過去、現在及未來的一些情景，旅程過後，蝴蝶群們把你安全送回原地，回到房間、自己身上。

◆ 啟動眉心輪，看見事物實相

舒服地坐著，輕輕閉上眼睛，專注在眉心輪上，觀想有一簇銀色的火焰，一輪白色的月亮，一顆閃爍的星星，佛陀或銀色人形來到你的面前，與祂連結。

每日安穩地坐著，並持續地觀想同樣的影像在第三眼上，你會開始

容易敞開意識擴展的狀態，可以放下每天憂慮的生活，進入無時間性的精神／靈性世界，看見所有事物真正的實相。

專注在眉心輪，觀想有個晶瑩剔透的屏幕，像內在的電影螢幕，現在運用想像力去創造自己生命的願景，仔細入微地觀想自己想要看見的世界。

此時，必須清晰且專注，可選擇生命某個領域，然後專注自己的能量去「命令」願景變成事實，然後觀想其他領域，一個個進行。

這個練習是眉心輪送給我們的禮物，來顯化及完成願景與夢想！

居家實修與練習指引 07：瀑布靜心（Fall Meditation）

採取舒服的坐姿，脊椎挺直，閉上眼睛，想像自己處在一個美麗的熱帶雨林中。

你可嗅聞到熱帶花朵的芬芳，看見不遠處有一道瀑布，當你走向它時，發現流下的並不是水，而是金色的甘露。

你進入瀑布之中，甘露開始從頭頂留下，甘露帶有神聖的能量，你知道它是神的能量、宇宙的大愛，當甘露開始慢慢滴到你的頂輪，開始慢慢滲透進體內的每個細胞，在這神聖的空間休息，感受神聖的能量。

幾分鐘後，做 3 次深呼吸，然後把覺知放回到身上。

> ,,
>
> 要控制牛，就要用牛鼻環控制；
> 要幫助一個人，
> 就要控制呼吸推向覺醒。
>
> ,,

🪷 居家實修與練習指引 08： 頂輪觀想靜心（Sahasrara Dhyana）

　　想像一個閃耀的光柱，輕柔地從頭頂延伸上去，當你往上望，看見這光帶往上延伸到天空，連結著整個宇宙。

　　花幾分鐘在靜默中安坐，覺知這個連結，當你準備好，把覺知回到你的所在之處，慢慢睜開眼睛，將你的體驗記錄下來。

　　脫口秀女王歐普拉（Oprah Gail Winfrey）曾說：「我堅信，即使瘋狂的生活從四面八方朝我們開火，我們也總有一個安靜的地方可去。」

　　透過冥想靜心，和自己深度對話，看清內在的本質，清理腦海中不斷影響自己的負面情緒，回歸到當下，把正念通過冥想，種在潛意識裡，進而扭轉生活的現狀，開展美好的光明前景。

從肢體解放到情緒釋放

動態靜心療法

輯五

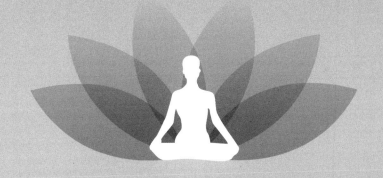

　　靜心要麼像「道」指出的「直接放鬆」，要麼像《奧
義書》所說的「間接放鬆」，然而不管是何種放鬆法，
對每個人來說，其實都不甚容易。

　　學習各種靜心療法，無非都是要讓人達到身心靈的
寧靜與和諧。然而，回歸心靈之前，必須先理解情緒的
覺察，在紛擾不安的現代社會裡，不啻是每個人渴求的
目標，這裡就是要分享整個靜心的奧義。

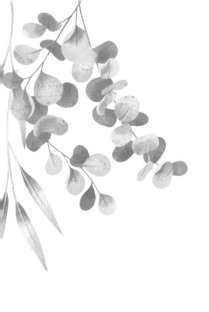

5-1

靜心奧義，創造意識與情緒的平和聖域

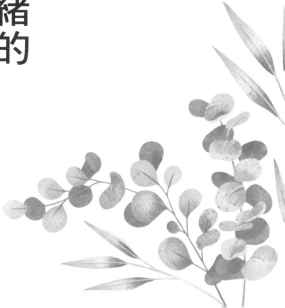

多年的諮詢過程中，不乏身心靈受創，尋求療癒的學員依緣前來。

假使有機會，願意敞開身心，學習改善之道的人，我除了會指導基礎理論之外，還會交叉運用各種療法與工具的練習。

其中，靜心是首當要務，動態靜心則是輔助靜心的好方法，可作為居家實修與練習指引。

⚜ 靜心源起，紛擾的終結

梵文的「Dhyana」，就是英文「Meditation」（靜心）的起源。

靜心有如《般若波羅蜜多心經》的「五蘊皆空，……，不生不滅，不垢不淨……。」沒有主客體，無眼、耳、鼻、舌、身、意等，是人的本質存在。

1997 年，全球上百萬的人殷切等待太陽系從雙魚座進入寶瓶座，從此開啟歷時 2,000 年的「寶瓶世代」（Aquarian Age），這是進入陰性上升，強調探索心靈、精神的新時代（New Age）。

新時代，將透過修行，進一步參悟靈性與宇宙的連結，並對過去未知的事物，用科學邏輯來解密，這種全球回歸心靈，研究意識的風向轉變，在 21 世紀的今天，蔚為主流思想。

回歸心靈之前，必須先理解情緒的覺察，在如今紛擾不安的社會裡，

不啻是每個人渴求的目標。

靜心的靈魂就是學習如何觀照——沒有批判、好惡，只能領悟。靜心是無為，是一種全然的喜悅，無處不在、沒有原因，因為喜悅存在整個宇宙中。

靜心是一種全新的生活方式。當你越來越熟悉覺知與觀照，就可以開始學習靜心的第二步驟。首先，待在自己的中心，然後學習如何行動。生活日常瑣事簡單進行著，同時保持觀照；外在的行動繼續著，而內在的寧靜不會受到打擾。

儘管外界仍有許多紛擾，但你的內在卻是和平靜默，從外在看起來，生活如常，或許帶有更多的寧靜與肅穆的氛圍；而內在的你，就像一個山頂上的觀照者，靜靜地坐著，看著身邊所有的事情發生。

⚜ 放鬆之道，全在靜心奧義

靜心要麼像「道」指出的「直接放鬆」，要麼像《奧義書》所說的「間接放鬆」，然而不管是何種放鬆法，對每個人來說，其實都不甚容易。人們明白放鬆的意思，卻還是無法達到放鬆的狀態。

在各種身心靈各種療法中，不論用哪一種方式，無非都是要讓人達到身心靈的寧靜與和諧，而整個靜心的奧義，在解放受到壓抑的情緒。我們不讓自己大哭和大笑，不讓自己跑動，我們壓抑了一切。

　　我們從內心關上了所有的門，成了自己的囚犯。如果想要走出困境，就必須打開所有閉塞的門窗，徹底放開自我，讓一切在內在自然發生，不要對抗。

　　如果想跳舞，就跳舞；如果想呼喊，就大喊大叫，甚至想倒下，就倒下去，用一切方式放開自己。如同一名尚未被制約化的孩童，能夠很順暢自然地表露自己的情感，在面對外在情境時，可以坦然直率地展現，毫無包袱與壓抑，讓一切情緒自在流淌。

> 想跳舞，就跳舞；想呼喊，就大喊，
> 靜心就是用一切方式放開自己。

　　慢慢地，身體中的某種能量，將開始甦醒過來，你會發現緊閉的門開始鬆動，此時不要感到恐懼，不要逃避力量的升湧，讓自己和其融為一體。

　　這即是變成「觀照者」，觀照就是靜心。至於觀照什麼並非重點，靜心不是把手邊任何事物都淨空、移除，或是需要在大自然的美好氛圍下才能靜心，生活中處處都能進入靜心狀態，特別是在俗事繁多、人事

糾葛的現代社會中，更是靜心最好的場域。靜心奧義，在於創造意識與情緒的平和聖域。

⚜ 靜心 V.S. 宇宙脈動，互為表裡

當我們談及靜心的重要性，就得探究宇宙脈動的源起。

首先，要先瞭解宇宙已經歷 26,400 萬年的紀元，當集體無意識轉化，就能幫助人類到達一個祥和安康、毫無對立衝突的黃金紀元。

此時，人與人之間將不再疏離，人與內在神性會一起工作，並且尋求更高維度連接宇宙間的萬物。

因此，當人類進入黃金紀元，將有三個階段會被終止，包含：

◆ 65 萬年循環終止（650,000 years cycle ends）

每 65 萬年太陽、地球、銀河的正中心會連成一直線，每當排成一直線，會釋放大量的正向能量而創造很大的改變，並非只有在發展靈性道路上的人會轉變，也會幫助到專注在科學、音樂、藝術、醫學、教育等領域者的轉變。

那些經常進行靜心及靈性工作者，可透過這些身心靈系統整合，幫助人類意識更快速提升，若想在物理學上有所發現，亦可借助這股磁力能量帶來的轉化。

◆ 4 個紀元（Four Yuga）循環終止

一、黃金紀元（Satya Yuga or Golden Age）：

人與神 100％合一，此時的人均了悟到神，能在生活各種層面領悟到每個人都具有神性，且有無形的神聖力量在中間運作，也能覺知到每個人都是一個整體。

二、銀紀元（Thretha Yuga or Silver Age）

人與神（或內在大我）的結合度只有 75％。

三、銅紀元（Dwapara Yuga or Bronze Age）

人與神（內在大我）的結合度只有 50％。

四、赤鐵紀元（Kalki Yuga or Iron Age）

人與神的結合度只有 25％。西元 2012 年末，即結束了赤鐵紀元最終時刻，邁向黃金紀元，但 2035 年才是黃金紀元的成熟期。

> ""
> 靜心的奧義，
> 在於創造意識與情緒的平和聖域。
> ""

2012 年期間，科學家藍慕莎（Ramtha）也經常解說量子科學在地球磁力發生的改變及對宇宙磁場的牽引，並倡導要透過靜心以利大腦思維發生轉化，否則地球上的人類會刪減掉僅剩十分之一的人口，我們能從近兩年 COVID-19 病毒肆虐的情況，得到印證。

◆ 5,000 年循環結束（5,000years cycle ends）

長達 5,000 年循環的赤鐵紀元，也將終止了，因為地球災劫現象的發生，近幾年來開始有諸多注重靈性成長，或是回歸身體健康本質的整合醫學，重新復甦並獲得人類重視。

⚜ 開啟覺知，成為一名觀照者

21 世紀屬於心靈的世紀，透過上述時間循環的整理，可以得知人類自古以來歷經幾個重要的紀元，每個紀元的磁場都影響著集體意識下，所顯化及面臨的事件。

因為個體意識會影響到集體，而集體意識也會影響著個體，每個人都是宇宙間的一個小分子，自己就是一個小宇宙的存在者，環環相扣又息息相關，在量子科學及物理學的現象中已有諸多文獻詳載。

西方奧修說：「若我們帶著覺知看著瘋狂，你並不會瘋狂。」因此，當我們開始觀察身體後，便會開啟覺知思想，一旦覺知到思想後，內在

的神經元之間，也會開始進行串流，使大腦神經迴路系統發生不可逆的改變，特別是邊緣系統與下視丘，將使頭腦成為一名觀照者。

靜心的重點，在於觀照、覺知與覺察，特別是靜心意味著覺知，不論行、走、坐、臥，只要在做的時候帶著覺知，就是靜心。

而覺知的第一步就是觀照身體，一個人能覺知到每一個姿勢及動作，自然會有奇蹟發生，身體中療癒的動能也在此刻機轉，過去的慣性思維，會隨著心的洞見消失並做出改變，身體變得更加放鬆，真正的平靜開始由身上呈現出來，就好比體內協調的脈動，彈奏出微妙和諧的音律。

一旦成為觀照者，對於過往生命事件所認知的傷痛都會消失，而後更深的寧靜就會再度呈現出來。

當身體與頭腦平靜，人們便不會耽溺於過往，並從波動情緒中脫鉤，一旦脫鉤，過去緊抓著或以為的傷痛故事，彷彿撥雲見日般自動移出，宛如從幻象中走出，頭腦成為觀照者，對未來的人生路徑，清明而通透，不再受情緒主導，容易從世間事物窺視全貌，並且產生勇氣與能力來安養自身。

🪷 靜心，情緒清淨第一步

靜心也是情緒清淨的第一步，東方千年前就有道家論述清淨經的宗旨：「……大道無形，生育天地，……，清者濁之源，動者靜之基，人

能常清淨，天地悉皆歸。」

想要內在洞察清明，就要瞭解情緒的依歸與根源。

因為情緒的產生不是由外界而來，而是體內的一股能量，例如遇到悲傷難過時，自我就變得軟弱無力；當情緒憤怒時，體內似有一股如同火山爆發般的力量。這些反應就是一種能量的表達，一如道家所說的「……澄其心而神自清，自然六慾不生，三毒消滅。……」

西方奧修則指出，長期壓抑的情緒可稱為「負荷」（charge），這些都會被儲存在身體的某個部位，形成一股阻塞的能量，久而久之這些淤塞的能量，停滯在身體內，影響各部位組織的正常運作，並演化成疾病型態。

如同中醫常提及「氣鬱傷肺、焦慮傷胃、久累傷肝」的理論，可參考〈輯三｜覺察自己，釋放壓力，為情緒調頻──呼吸療法〉談到的「情緒控制機台，壓力荷爾蒙樞紐」，有進一步深入闡述。

我在臨床中發現到，諸多慢性疾病的產生通常與情緒的積累無釋放轉化相關，一旦當人們開始藉由肢體的律動讓脈輪及神經元與氣場產生變化，很快地就能釋放並消融阻塞的能量。

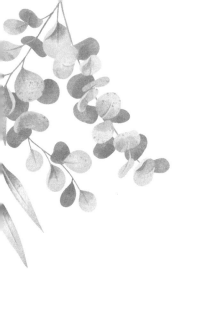

5-2
動態靜心的
居家實修與練習指引

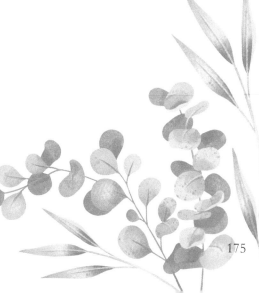

情緒與感覺經常容易被混為一談，但兩者之間於本質上仍有差異。

潘蜜拉・克里柏（Pamela Kribbe）在《靈性煉金術》（*The Jeshua Channelings*）一書中揭示：「任何一個走在內在成長上的人都知道情緒的重要，不應該壓抑，而是要面對它們，繼續客觀的理解，最後放掉……。」

⚜ 從解放肢體，到釋放情緒

從能量的意義上而言，情緒本質上主要在於表達「無法理解」，而感覺是一種「更高的瞭解」，感覺是老師，而情緒是學生，且能清楚顯化在肉體上的能量，為一種對「無法真正理解之事」的反應。

> 西方奧修：
> 「若我們帶著覺知看著瘋狂，
> 你並不會瘋狂。」

情緒	一種能量的爆發與釋放,且較為強烈及戲劇化,容易完全把人們從靈性的中心點拉開、被緊緊抓住而產生糾結,在極度情緒化的片刻,甚至會被一種能量從中心及內在的清明中拖曳出來,而且「情緒」會擾亂內在安詳與平靜。
感覺	本質上而言,能透過不同的方式被感受到,往往比「情緒」安靜許多,是靈魂的低語,且透過柔性的推動來到身邊,這推動是一份內在的知曉,或在某個階段歷程後回顧看來,是非常明智的直覺行動或安排。 「感覺」讓人能更為深入到自己的中心,且與所謂的「直覺」緊緊相連,表達出一種超越情緒及頭腦之上的理解。其源於內在大我或高我的次元,首先內在必須安靜下來,才較能在心裡聽到那些低語或洞見。
兩者間的總結	至關重要的是,當人們能在「情緒」平穩下來,放掉壓抑的情緒,就能從「感覺」中與靈魂連結、出發,並能做出生命方向上最平衡的判斷與決定。

　　所有新時代的觀念，均強調情緒影響身心健康，為了避免阻塞的情緒能量，因長期找不到適當的出口而停留於體內，進而逐漸導致疾病的發生，關鍵在於從「肢體」的解放開始，進而讓「情緒」得以疏通、釋放。

　　舉例來說，當我們感覺到憤怒時，身體會處於緊繃狀態，肌肉是僵硬且收縮，此時氧氣根本無法進入體內，因此造成能量無法流動，將會成為一種慣用身體的方式並毫無自覺，進而影響身心健康。

　　肢體的解放，意即從覺知到身體的狀態來與內在連結，每一次當情緒產生時，試圖去覺知到身體正在發生什麼，或哪裡特別有感覺，甚至是疼痛或僵硬。

　　當意識到情緒與身體的關聯後，比較容易能從身體層面來釋放多餘、積累的能量。

　　解放肢體最直接的方式，就是跳舞。舞蹈是最自然與身體連結的方式，透過舞蹈所產生的肢體律動，可更加感覺、貼近自己內在真實感覺的狀態，期間所產生的舞蹈是自發性，目的並非娛樂或取悅他人，而是在舞蹈過程中得到情緒的釋放。

　　因此，舞蹈可作為一種覺察內在情緒的媒介，在自發性的舞蹈過程中，無須在乎姿勢美醜與否，也不用被指定進行任何風格的動作與舞步的學習，唯一需要做的是，在整個過程中透過全身律動讓能量流淌，使情緒能夠充分表達出來，並有機會向內「辨識」、「擁抱」出感覺。

　　既然情緒與身體脫離不了關係，靜心的基礎又始於身體，當情緒阻塞沒有流動時，就容易引致疾病。

　　我在帶領工作坊的多年經驗發現：唯有當身體透過律動與肢體開發讓能量流動起來，才能很快達到真正靜心所帶來的品質，並且能讓心波帶領腦波運行，與靈魂最高的智慧及內在大我相連接。

居家實修與練習指引 01： 動態式靜心（Dynamic Meditation）

　　認識各種練習型態之前，先來瞭解何謂動態式靜心。

　　現今所有的心靈舞蹈，其實都源於靈性大師奧修所提倡的動態靜心。印度普那的奧修村所開展的許多團體，多半結合了舞蹈的元素於其中，自古以來，舞蹈不論是在原住民的文化或人類生活儀式及祭典中，皆扮演重要的元素，為最容易打破人與人之間僵化、距離及轉換團體間氣氛最快、最佳的方式，同時能快速幫助人們將身心緊密連結在一起。

　　因此，在協助人們通往內在旅程，進行整合療法的運用上，都是最能幫助團體從身、心、靈三個面向，同時進入的方式。

　　若人們能夠真的靜坐，就無需靜心，在日本「坐禪」即是「靜心」，其意旨就只是靜坐，什麼事都不做，若人們能靜坐且什麼事都不做，就是靜心的極致，但一般現代人幾乎無法到達這樣的情況與境界。

　　動態靜心，是唯一可找尋到不活躍的方式，當人們能盡情地、狂熱地與身體同在跳舞，整個能量便能涉入，那麼就會有一個片刻到來，在當下可以看到那個「舞」，自己正在發生，不需要透過任何特定制式化的肢體動作，身體氣場自動會律動出屬於它的振動，如同細胞與細胞間也是透過振動的頻率、波頻來運行，無需努力，且是無為而為的展現。

　　唯有當內部的積累淤塞情緒，全部藉由動態律動被丟出，才容易可以進入靜心，在那瞬間，神性之光便會顯現、內在洞見會因此升起，因此它被稱之為「強而有力的醒悟方法」。

> 透過舞蹈產生的肢體律動，
> 得到情緒的釋放。

　　所有動態靜心，起初皆由一個活動的階段開始進行，有時是強烈的，同時是運用身體動作開始（因為身體是靈魂的殿堂，因此由身體的脈動開始進行，是最快速通過、進入內部核心的旅程）。接著，則是一段寧靜的時間。

　　所有這些階段皆透過音樂串連起來，而那些音樂均經由特殊設計，

以便能有效地幫助引導靜心者快速進入、經歷各種不同階段。建議在一天當中不同的時間，做不同的靜心，而不要混在一起。

🧘 居家實修與練習指引 02： 奧修動態靜心（Osho Active Meditation）

由於現代人的生活方式與環境，與過去的時代相當不同，奧修特別設計許多新的靜心技巧。

這些靜心技巧與傳統的法門最大的不同，就在於它們大都包括了活躍性的階段，人們必須透過舞蹈、跑步、呼吸、發洩等方法，卸除身心系統當中累積的緊張和壓力，之後再進入寧靜與觀照的階段。

奧修動態靜心為時 60 分鐘，並分為 5 個階段，可獨自一人或與多人一起進行，但多人進行則會讓動態靜心產生更強而有力的幫助，因為集體的能量會快速帶動個體。

即便過程中有其他人在一起進行靜心，所有的注意力與覺知，仍放在個人身上。

這個靜心過程，不論進行什麼階段，注意必須保持覺知、清醒與意識。做此靜心之前，最好不要進食，並穿著寬鬆、舒適的衣服；呼吸盡可能快速且深，運用所有的能量呼吸，但仍如同旁觀者一樣觀察所有一

> "
透過舞蹈、呼吸等方法，
卸除身心累積的緊張和壓力，
進入寧靜與觀照的階段。
> "

切發生般地維持觀照，就好比所有事件發生在身體層面上，而意識仍在中心裡看著一切發生。

在前 3 個階段裡，均須保持這樣的觀照，在進入第四階段，當一切靜止下來時，就會變成全然地被動、靜止，而這份觀照便會到達其最高峰。

以下分別介紹奧修動態靜心的每個階段：

◆ 第一階段（10 分鐘）

呼吸快速地透過鼻子吸氣與吐氣，重點放在吐氣上。以一種快式方式呼吸（而不是用平常那種穩定、可預測的韻律呼吸）。

身體保持輕鬆，呼吸時可以活動身體，幫助呼吸得更全然，讓能量能夠累積起來，這個階段的重點就是「全然的呼吸」。

◆ **第二階段（10 分鐘）**

發洩。跟隨身體的感覺，讓身體自由地表達。讓身體能量全力地釋放出來！

允許自已跳動、手足舞蹈，接受任何能量帶來的改變，全然地投入其中。

◆ **第三階段（10 分鐘）**

將雙手高舉，上下跳動，發出「呼！呼！呼！」的聲音，讓它深入腹部。

雙腳著地時讓整個腳掌都碰觸到地面，讓「呼！」的聲音撞擊你的性能量中心，大力地跳躍，直到自己精疲力竭。

◆ **第四階段（15 分鐘）**

完全地靜止、凍結在你當下的姿勢裡。

不咳嗽，不移動，就是成為一個觀照者，觀照在身體每一個發生。

◆ **第五階段（15 分鐘）**

慶祝！跳舞！享受你的喜悅，透過舞蹈表達出你的情緒，讓這種富有生命力的感知充滿這一天。整個靜心的過程中，眼睛最好閉上。

任何奧修靜心都必須完全依照原始的說明來進行，不改動任何部分或順序，靜心有助於保持身心平衡，但不能取代醫療。如有身體或心理上的疾病與症狀，仍然必須就醫。

🪷 居家實修與練習指引 03：亢達里尼靜心（Kundalini Meditation）

這是一個長達一小時分為四個階段的靜心，其中三階段配合音樂進行，最後一個階段則為全然的靜默。

因在那個靜默的片刻裡，可聆聽到內在的聲音。其進行的方式如同是能量沐浴般，以輕柔的震動在身體之中，並能協助人們從一整天的活動釋放出來，而使人再度恢復神清氣爽及放鬆。因此，常被運用在工作坊或團體治療的最後階段。

整個過程初期是以抖動的方式進入，讓身體透過全身的抖動律動起來，然而需要特別留意到：

「若勉強自己震動，它會變成一種身體的、肢體的運動，雖然仍在震動，但那個震動只會發生在表面，無法穿透你。

你仍然會像是石頭般的固體，內在仍堅如硬石，你仍會是那個操控者、那個『做』者，而身體只是跟隨而已，有問題的不是身體，而是你。

　　當震動時，內在如石頭般僵化的部分開始徹底震動起來而變得軟化、液化、消融與流動，當那頑石般的狀態開始軟化時，身體會跟著軟化下來，震動者會消失，而只有震動被留下來；沒有人「做」它，它只是一種發生，『做』的人已經消失了！」

　　奧修為此靜心做出詳細的註解，這也就是亢達里尼所要達到的靜心品質。

⚜ 居家實修與練習指引 04：那塔若吉靜心（Natara Meditation）

　　這是一個全程 65 分鐘的舞蹈靜心，共分三個階段，由特殊設計過的音樂搭配一起練習。

　　在這個靜心裡，人們會先消失在舞蹈裡，而後放鬆在寧靜與靜止中，接著會逐漸忘掉舞蹈者、忘掉自我，就是成為那個舞蹈本身，這即為那塔若吉靜心。

　　舞蹈如此之深，以致於能使人全然忘記是「誰」在舞蹈，而開始感覺到自己就是舞蹈。沒有一個人在那裡，就只有純然的舞蹈存在，進入到與大宇宙磁場相接的無我狀態。

⚜ 居家實修與練習指引 05：蘇菲旋轉靜心（Sufi Whirling Meditation）

蘇菲旋轉靜心為最古老、最強烈的靜心技巧之一。

其深度使人即使僅是一次的經驗，均能感受到全然不同的改變。

打開眼睛，好比孩童般不斷地旋轉，宛如內在變成了中心，一段時間後身體會自發性地變成輪子般的轉動，就像製陶器的轉輪，不斷地移動。

過程中多會將手高舉過頭，右手掌心朝上天空，左手掌心朝下大地，連結天空與大地之間，而後開始旋轉，並配合詩歌 Zikir 或真言連結神聖意識、音樂，進入天地人合一的境界。

過程中毋須進行深奧的思考，僅透過身體的旋轉進入，便能經驗、接近內在的神性，可張眼或閉眼進行，但必須打開手臂，藉由旋轉釋放所有雜念，在旋轉過程使人領悟到世界不斷地在轉，不停地改變，但我們仍保持在中心點，讓自己像颱風般地旋轉，同時我們在颱風的中心，成為了颱風眼。

突然有個瞬間，會感到完全的寂靜，我們回到自己的中心，這是一個極為美好的體驗。

我曾多次在印度靈性合一大學特別的磁場大殿與全球 1,200 人一同進

行此過程，進入無與倫比的狀態，整個脈輪像似重新被復活、激活般。

當時，參與者的頭腦及內在，都處於一種難以描述的高峰體驗，升起諸多內在的洞見智慧，這個過程也曾引領自己走出許多生命創傷。

透過這段歷程分享，以及本書的理論基礎、醫學實證與身心靈導引，幫助更多人敞開生命，穿越日常困頓與侷限，與宇宙豐盈法則重新對頻，擺脫混沌，迎向有光的前路。

自然醫學
實證案例

特別
收錄

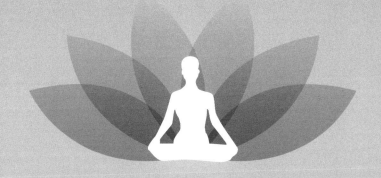

　　過去的我，為了療癒童年遭逢原生家庭的種種創傷，開始一連串的學習歷程，透過身心靈的各種療法，一步步親身實證。

　　如今的我，對於人類身心靈如何能達到全面性的健康，產生濃厚的熱忱，試圖在臨床中協助個案找到真正的病源，將其根治，因此突破過往傳統框架，藉由阿育吠陀醫學與各種療法的交叉應用，不但治癒自己，也療癒他人。

　　以下，節選這套得以改寫一個人生命腳本的精髓，透過自然醫學實證案例，與諸位讀者分享。

　　（為保護個案隱私，皆採用化名呈現，職業與背景並稍作改寫。如有雷同，純屬巧合。）

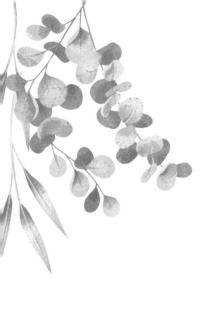

01
關係療癒‧實證案例

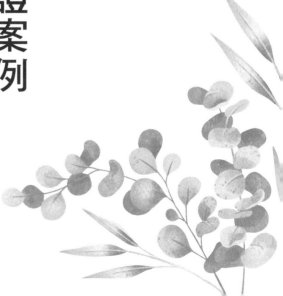

關係療癒的展開，通常由呼吸靜心開始攝入，因為呼吸能夠帶動學員的覺知力，啟發自我的覺察。

多數人面對關係課題較為緊繃，可以透過呼吸幫助自己鬆動、軟化，並且視集體狀態來引導。

假設參加者是比較壓抑的性格，抑或是已經累積了許多負面情緒，此時可能就會進行一些較為劇烈的療法，比方說：動態靜心、火呼吸、喜悅曼陀羅靜心，或是配合發出特定聲音、帶動肢體吐納的呼吸法，還可以做一些較大的肢體動作，如此一來就能帶動釋放。

有些人在初期可能對這些療法還不是那麼熟悉，面對自我的療癒機轉尚未有初步的認識及熟稔，尤其大腦思緒較過於理性、重邏輯的人，就會運用本書教授的左右脈鼻孔交替法，先去啟動它，或運用蜂鳴式呼吸法，作為情緒的釋放。

🪷 走動探索：肢體語言投影出內在型態

接著運用類似心理學的方式，探索自己的身體，再運用肢體探索的方式來進入。

比方說，從原本的座位站起來，在空間中慢慢地離開原本的位置，通常他們在空間中走動、移動探索的過程，帶領者也可以觀照到學員本

身在生活層面是比較僵化、較為重視安全感，不敢離開原本熟悉範圍的狀態，或是平日較沒有立場去表達自己，屬於較為小心翼翼的性格。

帶領者也能從過程中的肢體呈現及行動表現，看出阿育吠陀醫學所談論的 5 個不同元素（土、水、火、風、空），哪個元素在他們身上較為不足，所以他們才不敢去做冒險的動作。

肢體語言最能投影出內在型態的端倪，這些都可以在完成這些環節後，與學員們互動探討，具有這些理論基礎作為依歸，在每個環節結束後，持續進行深度討論，學員便能更加深入地重新認識自己。

◆ 集體帶動個體，帶起集體療癒

在這個互動裡面，集體其實會帶動個體，當集體療癒被帶起來之後，有些原本較為壓抑的個體從一開始不敢離開自己的位置，漸漸地會跟著團體的意識和氣場能量，進入療癒過程，開始願意跟著探索自己內在。

此時，帶領者會發現每個人已經準備好，便可以引導他們去感覺跟人之間的互動。

也許他們可以試著閉上眼去找尋一個夥伴，透過手的引導，與他人進行探索，例如觸碰彼此的肩膀，感覺對方是不是各自想要找尋的夥伴，就好像電影《阿凡達》（Avatar）裡，兩兩去找尋彼此，鍵結後評估、感覺是否合適。

如果覺得是彼此找尋的對象，兩個人就可以一起坐下來。此時可能會換音樂以轉變情境，進行下一個階段。

⚜ 對視練習：你是我生命中的存在

接下來，當對坐的兩人都感覺到彼此的能量了，就可以開始想像並引導彼此生命中最難溝通的對象，來到他們面前。當一切都準備好了，就可以邀請他們張開眼睛，與夥伴的眼神對視（進行對視練習）。

此時會發現，有些人不敢直視對方，有些人則眼神飄移，受制於外在形象，而不敢袒露真實的狀態。我們平日的禮貌行為也是一種社會化，並非真實流露的狀態。

透過這些過程，學員可以重新地探索自己，有些人慣於用言語掩飾內在的不自在，所以會想要講話，此時，引導者可以引導他們平靜下來，唯有安靜下來之後，才能跟內在最真實的感受待在一起。

◆ 無聲對視，看見內在波動

有些人透過這個過程才發現到——原來自己不敢這樣凝視別人，藉此機會可以好好地靜下來，觀看自己。

兩雙眼神的交流當中，起初對方可能沒有觀想到，眼前的這位夥伴到底投射出自己內心的哪個對象，一段時間後，他們慢慢地會對應到哪

一個是他最想要連結的人，或是最難溝通的人，那個人就會自己浮現出來。

有些人則是勾連出早期最常相處的長輩，此時就會產生情緒波動，當情緒出來之後，就可以引導他們用眼神來表達想要告訴對方的話語。

有時候，我會觀察團體的狀態，有些人可能已經出現情緒，有些人可能還沒有，假設今天主題是「伴侶關係或父母關係」，我們便可以引導：「現在是你的媽媽來到你的面前，過去想要跟她講什麼，這一刻，能夠讓情感自然地流淌，即使她不在這個空間，她的意識層也會跟著在這個過程，療癒跟著產生……。」有些人就會因此進入深度療癒的歷程。

這裡要分享一位藝術家的親身實證，被譽為「西方行為藝術之母」瑪莉娜・阿布拉莫維奇（Marina Abramovic）致力於「身體力行」的行為藝術，2010 年於美國紐約現代美術館（MoMA）舉辦回顧展，其中的《藝術家在場》（*The Artist Is Present*）從展出起長達 3 個月，她坐在長桌上的一端與另一端前來的民眾，不發一語地「對坐凝視」，感受情感能量的流動，當觀看者已經為此心生震盪，或哭或笑，她都能夠像個雕像般平靜以對。

展期的最後一天，她過往靈魂伴侶，也是行為藝術家的烏雷（Frank Uwe Laysiepen）毫無預警地前來。當她抬頭張開眼驚訝地看見對方，兩人對視、微笑，短短幾秒鐘的時間彷彿就這麼靜止了，情緒的波動令雙

方都流下了感動的眼淚⋯⋯。

「最難的就是什麼也不做。」跨越行為藝術界限的瑪莉娜，曾這麼說。

透過赤裸裸、不逃避、毫無畏懼的凝視對方、凝視自我，發現——原來你是我生命中獨一無二的存在，眼前的這個「你」也是「我」，展開更加深層與幽微的心靈對話，正是一種對視練習的運用。

⚜ 轉化練習：透過觀想，療癒生命故事

若是想要療癒伴侶關係，就會在上述過程之後，引導學員與夥伴一起舞蹈。

有時在探索之前，就已經先完成舞蹈才坐下來進行冥想，也有可能取決於團體的狀態，做彈性調整。等到結束後進行討論時，學員往往會發現與平日行為模式相合的對應情形。

比方說，過去的我找尋伴侶時，屬於被動的一方，都在等待他人來找我，或是被動接收較多，主動出擊較少，就連人際互動與溝通也是如此，習慣等著別人主動，就算生悶氣或感受到理虧，也會礙於面子問題，等到對方願意開口，才會做出回應。

過程中也會看到有些人，當別人想要找他互動時，便會刻意閃躲開來，喜歡躲在角落，而持續這樣的循環，藉此可以讓自己看到生活中的

狀態，反問他：「是不是生活中常常想要一個人？」多半得到的都是肯定的回答，並且吻合實際生活層面。

有些人則是在整個過程中都不想要找尋夥伴，就可以引導他們：「若是不想要找任何人也沒有關係，你覺得自己一個人是自在的，可以自己坐下來，自己一個人，一樣可以進行療癒過程！」

即使團體裡多數人是兩兩互動，那麼獨自一人者，此時可邀請他內心想要邀請的對象，觀想對方就在他面前，用觀想的方式，一樣會起到療癒作用。

因此，一個人的話，就用觀想的方式進行，兩兩一組的話，就讓對方觀想他連結到的那個人。在此過程中，多數學員就會轉化出很多內在的情緒，在事後完成這些橋段後，透過分享，就會聽見每個人自己對應到的故事。

◆觀想對方，理解對方，啟動一段段療癒之旅

療癒過程，也是一種自我療傷。這個過程時間可長可短，由 30 分鐘到 90 分鐘都有可能，端視每次團體的狀態。

有時是在尋找伴侶的過程，需要較久的時間；有時則是凝望的過程需時稍長；有時則在進行此段落後，直接銜接進入父母關係的療癒。多數人的情感層面都已被觸動，有些人的情緒則是較為負向，當情緒釋放

後，還要引導他們進入比較正向的思維模式。

「就像銅板總是看不到自己的另外一面，父母也是在沒有學習的過程之下，開始練習當孩子的父母。」父母們卻把所有能夠給的都給出去了，就像我們有社會的制約一樣，他們也一樣有他們那個年代的制約。此時，整個過程在理解與醞釀之下，兩代之間的情感糾葛，就會自然地轉化，看見自己原來還有另一個面向，此刻也就產生了自我療癒。

因此，接下來，可以感覺到有些人可以繼續引導進入兄弟姊妹的關係之間，看見彼此如何共融，再次進到下一段療癒之旅。

前來工作坊參與互動的人數，並無硬性規定，若是人數多一點，反而能在集體間創造一個能量圈，快速地帶動整體進入核心，因為集體的意識層面一旦改變，本來僵化的人，心房也會隨之敞開。

「一開始需要閉眼睛嗎？」曾有人這麼詢問。

其實並不需要，在一開始的呼吸靜心後，引導學員們開始慢慢地進入狀況之後，才會走到閉眼睛的階段。

◆ 面具遊戲，移除眼前美好假象

這個過程也可引導他們看見關係裡的形象感，例如我可能在跟老闆溝通，或與同事相處，這些形象感也會產生關係障礙，我稱之為「關係的絆腳石」。

透過引導，使他們看見具體影響自己的是什麼，包含要不斷地遮掩自己真實的狀態，越是想要呈現美好的假象，越是欲蓋彌彰，也會離自己越來越遠。

因此，在關係中變得越來越遲鈍，甚至進到頭腦的「謊言八部曲」，只為了吻合這些社會化的形象，反而令自己離真相越來越遠。

有時我就會引導他們「製作面具」，每個人把手邊的紙袋剪出嘴巴、眼睛、鼻子等，還可以在上面隨意塗鴉，然後戴起來，戴起來之後，透過引導讓他們感受到——「原來戴面具過生活，就不能呼吸；原來有一個形象成為我的生命障礙；原來有個無形的障礙，像個枷鎖束縛著我……。」進而看見自己想要自由的渴望。

一段時間的引導後，我會請他們把面具拿下來，大家會突然鬆了口氣，覺得終於可以擺脫窒息的感受，領悟到能夠大口地呼吸是多麼幸福的一件事。此時，也會忍不住覺得，過往戴著面具過活的自己，真的很可笑。

有時候，我還會請他們戴著面具去尋找夥伴，依帶領的主題和團體狀態來評估、設計過程，等到學員尋找到夥伴後，坐下來，好好地看著對方，就會對眼前剪（畫）得歪七扭八的面具圖像而笑了出來，然後再引導進入療癒過程，看見自己真實的樣貌。

🪷 鏡子靜心：進入生命歷程找到美好體會

在上述過程結束後，可能還會引導鏡子靜心，在我的靜心冥想章節中有描述，鏡子至少是要能夠照到整張臉大小的尺寸，我會事先備妥後發給學員，看著鏡子裡的自己，引導他們凝望鏡中的自己。

有些人平常不愛照鏡子，可能會感到不自在，或是並不喜歡觀看自己；有些人平常很愛照鏡子，卻只會注意眉毛有沒有兩邊一樣高、眼睛大小、睫毛的美觀等等，很少真正用心、仔細地端詳自己。

在那個片刻，每一個人所看到、領悟到的部分都不一樣，內在會升起許多念頭，過往生命歷程中的某些情境會浮現腦海，有些人甚至開始嫌棄自己：「這邊怎麼有皺紋、這邊怎麼會怎麼樣、怎麼樣、如何如何……。」

經過一段時間的引導和療癒後，他們就會發現：「原來我是這麼美麗！」、「原來我是這麼勇敢……。」進而看見自己的特質，驚覺原來這個特質陪伴了他這麼多年，透過每個人延伸出自己的療癒故事，就好比我們在看一部電影，投射出各自的生命故事一般，有些人便開始釋放出情緒，吶喊、流淚、大哭、肢體蜷縮等等。

◆ 集體能量與意識帶引，走進自己的故事

我並不全然知道每個人當下的內心正在經驗著什麼，即使每個人經

驗到的狀態不同，但多數學員們會覺得：「為什麼老師引導的字字句句，正好都是我正在體會、領悟、經驗的感受？」因而觸動到了他們的內心狀態。

也因為過往帶領的經驗已經很豐富，所以能夠很快地捕捉、掌握到學員的狀態。加上集體能量與意識的交替影響，彼此產生連結，促使每個人都有機會進入「各自的故事」裡面。

有些人甚至會在鏡子裡看到自己的爸爸，或某個親人、同袍，進而延伸出對應的過往，就像看電影或電視劇一樣，明明劇情就是這樣呈現，但每個人卻會延伸出自己的劇本。

有些人的對鏡過程中，一段時間後竟然發現自己就是爸爸，而爸爸就是自己，而後領悟到他原本不喜歡的東西，原來都是一體，此時便會產生接納，亦即從「看自己的臉」、「接納自己」的面向之外，同時也開始「接納了別人」。

這時也會開始還原生命的真相，並且賦予新的定義，例如：「原來過去的我誤解了很多事情！」他就會在關係裡面，變得比較有彈性，療癒便會自然而然發生了，而後透過新一層的領悟，也育化了自己與關係課題，還給長年關係糾結的對象一個「清白」，猶如給彼此一個自新、澄清的機會。

◆凝視自我，開啟關係療癒

每個人在這個過程中，先跟自己對話，然後我會適時地在中間給予一些引導。

如果團體需要進行較久的轉化過程，或是人數很多，時間來不及讓每個人都分享的話，就會請某些前後變化最大、過程中情緒波動最多的學員進行分享，或是開放自由表達。

此時，我會詢問對方是否可以談談剛剛正經驗什麼？也會告訴他們在這個療癒圈當中，一旦下了課，這些故事就留在原處，不帶回去，也保持每個人的隱私性，讓他們感到十分自在。

若是有比較不願意分享的情況，我也會適時地引導，告訴他們：「其實講出來也是一種流動，你的狀態也代表其他人的狀態，只是大家不知道如何表達，而我們也要謝謝那個願意表達的人，讓團體治療的歷程有了一個情緒流動的出口，透過別人的分享，我們又有另一個新的機會進入更深一層的領悟或覺察，這也是一種很好的學習，因為在人際互動中，聆聽與專注的同理，也是一種轉化，而且這個過程充滿共振頻率，也許別人本來沒有領悟到的事情，透過你的分享，也同步領悟到了。」

因此，這個療癒會透過分享，再一次得到更深入的機會，而且也是一份種植善業的契機，然後靜待種子的發芽。

【療癒個案 01：50 歲退休女性】
伴侶就像是一面鏡子

⚜ 困擾症狀：不和諧的伴侶關係

小瑩與她先生的關係凝滯疏離，做任何事先生都反對，興趣也不相投。

兩人退休後的生活迥異，小瑩總想往外跑，安排各類活動，就怕跟不上時代，又覺得終於可以有足夠的時間，學習自己過往就有興趣的事物，也渴望從心靈成長課程中為僵化的關係解套。

小瑩的先生每天如同之前擔任教職工作時規律，幾點起床、幾點用餐、午休、看報或看電視，都已排定好時程，幾乎足不出戶，因為覺得終於有自己的時間，想要好好休息放鬆，不要再奔波勞苦。

因此，看不慣妻子總是往外跑、不管家務，於是給她貼上「沒有家庭責任、又愛亂花錢」的標籤，而小瑩則看不慣先生過於安逸、機械化、一成不變的生活，覺得生命如同一攤凝滯不動的死水，槁木死灰。

一日，小瑩買了一組鍋具，想要烹煮更美味可口的料理跟家人分享，先生卻認為明明家裡已經有鍋具了，是她愛亂花錢找的藉口，因此堅持鍋子不可以扣在家用的公款裡，諸如此類的意見相左、缺乏共識，每天就在瑣碎的事務上糾結、拉扯，導致關係越來越疏離。

小瑩為了家庭和諧，不願意起衝突，但內心百般煎熬，甚至罹患了乳癌與慮病症，總是擔心自己會有危在旦夕的一天。

轉化契機：對鏡覺察，鬆動僵固的關係

後來，她來到我的工作坊，透過走動探索等過程。

她從中領悟到：「原來自己可以這樣跳舞」、「原來我已經好久沒有這樣單純地跳舞，像個孩子一般，不用罣礙、毫無拘束⋯⋯。」進而覺察到：「原來我好久沒有這樣跟先生互動，因為我們總是陷溺在對立的糾葛裡，遺忘了曾有的美好！」

透過阿育吠陀療法中的五大元素原理，她看見自己的「水元素」不足，因此缺乏有彈性、不夠柔軟，藉由對視練習、鏡子靜心、燭光靜心，她開始重新認識自己，發現原來自己和先生都困在現實的條條框框裡，那一刻終於明白「伴侶就像是一面鏡子」這句話的深層意涵。

過去的她，習慣以硬碰硬或冷戰的方式與對方相處，忘了還可以用帶有幽默感的方法，帶領對方看見以前認識之初的樣子。因此，小瑩自然地就進入了流動的頻率，即使回到家面對先生的冷言冷語，反而懂得用柔軟、彈性的語言與姿態，與對方互動，打破固著關係。

⚘ 自我療癒：頻率共振，改善伴侶關係

此後，她就發現糾結的關係，開始起了微妙的化學變化。

雖然初期不可能立即見效，先生覺得她還是愛亂跑、亂花錢等等，卻因為小瑩心態的改變、心靈的轉化，願意沉澱下來覺知自己內在不舒服的根源，而繼續與先生進行良性互動。

有一天，先生突然在她準備出門時，主動走向前擁抱她，並且開口說：「我已經好幾年沒有好好抱妳了！」這一刻竟讓她受寵若驚，也印證了「痊癒之鑰在自己，外在的世界沒有別人，都是自己！」

此後，她會故意丟幾本身心靈的書籍在客廳茶几上，假裝自己忘記收好，幾天後果然發現書被移位了，就是先生趁她不在家，曾拿起來翻閱（因為還有被折到的痕跡）。

一開始她裝作不知道，幾週後先生還會主動跟她討論書裡的領悟，彼此有了交集的話題，自然而然地轉化了兩人關係，連原本較為冷漠、叛逆的小孩也開始有了正向改變，提升了家庭的凝聚力。

【療癒個案 02：45 歲單親媽媽】
找回自己安身立命的價值感

⚜ 困擾症狀：重度憂鬱、恐慌症

小臻過去任職外商公司，與先生常住海外，那時，她是可以獨當一面的女強人，先生卻因此乾脆不工作，總是伸手要錢，用各種名目要她拿出錢財，甚至肢體暴力。

小臻總是認為自己不夠好，誤以為唯有不斷犧牲，才能維持兩人關係，因此透過金錢的給予，來換取先生對她的愛，卻沒想到反而讓自己站在危險邊緣，加劇內在的匱乏。

後來，還是走上了離婚一途，傷痕累累的她成為單親媽媽，回到台灣一肩扛起照顧孩子的責任。

幾年後，經由朋友介紹，分別開啟了兩段戀情，卻又遭逢騙財騙色，因為接連情傷，慢慢地失去自我價值感，覺得一直無法脫離這種情況，而感到恐慌、焦慮、失眠。

⚜ 轉化契機：阿育吠陀淨化排毒，轉化負面思維

一次機緣下，小臻來到我的工作坊，諮詢過程發現她的身體有很多腫脹、阻滯的狀況，五大能量系統中的淋巴系統與循環系統失衡，動脈

能量也不足。

因此，採用阿育吠陀療法和依沙蘭按摩，啟動動脈循環，排除身體毒素，唯有移除身體的毒素，大腦思維系統才會跟著改變，轉化負面情緒。

第二次透過呼吸療法的實修，重點放在父母關係，諮詢過程長達兩個半小時。

我們先從「左右脈鼻孔交替法」開始，再進行「蜂鳴式呼吸法」，她發現自己以前會鄙視家人的教育和觀念，覺得他們食古不化或不夠文明，後來她從海外回到台灣時，最大的支持力量，反而是家人。

特別是她的母親，體恤她獨自帶小孩，又有工作在身的辛勞，於是主動協助，讓她繼續完成事業夢想版圖，母親又將自己累積一生的積蓄出資讓她入股朋友公司。本來小臻在外租屋，母親也一直邀請她回家住，把錢省下來，讓她不用過度為經濟焦慮。

搬回父母家裡同住後，發現家庭帶給她很多溫暖，之前父母為了供應她讀到大學和碩士學位而省吃儉用，只為了讓她無後顧之憂地追求夢想，而非過往個人的主觀認定，把負面標籤貼在父母身上，破壞了原本和諧的親子關係。

透過諮詢過程引導她覺察到：「一旦貼上標籤後，我們是跟標籤相處，而非跟眼前的這個人相處，哪怕對方可能改變了，卻因為那個主觀的判

定，彷彿給對方判了死刑，也讓自己的心扣上了枷鎖，被禁錮在桎梏的牢籠裡，彼此間的能量無法流動……。」難怪她一直開心不起來，身體也經常呈現腫脹狀態，感覺身心受被綑綁。

🪷 自我療癒：氣場按摩與靜心練習，找回自信人生

因為小臻的身體極度僵硬，下肢都是腫脹的狀態，呈現阿育吠陀型體中的卡琺（Kapha）型，水與土的元素過旺，所以能量變得固著，想法也很固著，所以一開始諮詢時才會主訴求缺乏行動力、欲振乏力。

諮詢過程中，先請她做一些律動（例如動態靜心），透過律動打開氣脈，在律動前會視情況運用阿育吠陀五元素的相關草藥產品，先塗抹在特定的經脈上，進而放鬆三大神經系統。

這個方式有助於一個人能更快地進入到放鬆的狀態，當身體放鬆了，心靈也會變得更加柔軟。如此一來，當律動過程開始時，便可以很快地啟動能量。

慢慢地，透過花波療法、呼吸療法的交叉應用，帶領氣場按摩，又搭配阿育吠陀療法的鼻壺淨化、顱腔熱油淨化（Shirodhara），幫助暢通孔道，並請小臻搭配呼吸療法，作為每日居家實修。

幾週後，她發現自己的想法變得樂觀、正向積極，而後幾次陸續帶

領她進行脈輪旋轉靜心及燭光靜心、蝴蝶靜心等，開始轉化她的信念系統，同時思維系統也有了改變。

兩個多月後，她赫然發現已經好久不需要用藥，整個狀態變得穩定，不再陷溺在情境而無法自拔，跳脫負面情緒和關係，從中找回自己安身立命的價值感。

此時的小臻再度燃起學習動力，選擇攻讀經濟學位，後來被引薦擔任金融主管職務，經濟無虞的情況下，回頭幫助了自己的原生家庭，進而找回人生的信心。

> "
> 當我們給別人貼上標籤時，
> 也讓自己的心扣上枷鎖，
> 被禁錮在桎梏的牢籠，
> 能量將無法流動。
> "

02

穿越恐懼・實證案例

恐懼是人類最基本的生存防禦機制，包含：怕黑、怕失敗、怕被拒絕、恐懼被遺棄、恐懼失去金錢、恐懼被騙等等。

我在帶領工作坊時，會讓學員認識恐懼的基本理論和型態，進而讓他們知道這些型態會衍生出什麼情況，包括：身體、氣場、人際關係、生活層面等，接著讓他們認知到是什麼因素產生出這些沒來由的恐懼，像剝洋蔥一樣，往內一層層地剝開。

生命中有許多無意識的制約，通常要回歸到他的童年，包括過往某些經歷產生的無意識決定。

這個無意識的決定，不用一定要發生多麼巨大的事件，特別是在六歲以前的孩子，其實沒有任何邏輯性，他只是根據經驗得到的感受來判斷，例如：「我是沒有得到愛的！」、「我是沒有得到我想要的！」就在內部程序下達一道指令：「我要很努力才能得到父母的肯定！」於是在他往後生命的各個階段裡，便會不斷地創造「透過努力來得到獎勵或價值」的循環，以取得認同感。

這樣的信念系統一旦形成，就會吸引到許多不必要的障礙，甚至是胚胎還在母體時，經驗到的任何情緒和感知，都會影響到孩子未來的人格發展。

此時，便會透過平躺式的呼吸法，從某些部位的鬆動開始，引導進入放鬆療程。

⚓ 鬆動療法：釋放深層壓抑的情緒

我會先請學員吸氣後，先憋住氣，同時繃緊某些身體的反射肌肉或關節部位，可能是腳踝或是腳趾、小腿肌肉、膝關節、大腿、髖骨、下腹部、橫膈膜、胸腔、手肘、手腕、手指、臉頰、嘴巴、頭蓋骨等反射區域。

因為過去的某些情緒或創傷印記，會鎖在我們的氣場層及肌肉組織，透過閉氣後憋氣，同時繃住部分肌肉神經，一段時間後再吐氣，當急速緊縮又突然放開時，血流的脈衝和速度會改變，大力釋出的沖刷力量，就會啟動並釋放過往深層壓抑的情緒。

緊接著，進行大力且具有節奏性的呼吸，起初是鼻吸鼻吐，後來身體會自動反應，可能呈現鼻吸口吐或口吸口吐，都沒有關係，就讓它自然流淌著。

過程中，我會開始觀察學員們的狀態，如果有人某些區段的能量較為閉鎖，我就會出手按壓這些反射區域，例如下腹部、胸腔反射穴點或肌肉點，有時也會撬動關節處，或做一些反射點的搖晃，讓氣場層藉由某種擾亂產生重組的流動，或運用靈氣，協助淨化清理脈輪或氣場，開始進入釋放的過程。

有時候，我也會視情況運用靈氣的符號或擴大療癒法，強化他們的釋放或提升，有些人的能量就會自動浮現出來，有些人則會突然想大叫，

或是經驗到自己被臍帶繞纏,甚至是母親在懷孕過程就有想要打胎的念頭,此時便自動進入出生的 4 個籃子階段。

◆出生的 4 個籃子階段,形塑內在恐懼

4 個籃子(胚胎生命)階段,也就是母體在想要懷孕的念頭開始,直到出生後的頭 6 小時,總共分成 4 個階段。

第一個階段,母親是否曾經在某些階段想要墮胎、還沒有做好準備要成為一個母親,或是經驗到金錢和生存的恐懼,以及飲食不當或是在懷孕過程中的糾結等,寶寶都會接收到,因此我在教導孕婦芳香療法或是阿育吠陀孕婦療程時,都會特別提到這些細節。

第二個階段,當寶寶開始長大,很多體液在沖刷,甚至隨著自己胚胎越來越大,在母體內的空間越來越不足、狹窄,開始覺得不舒服。

第三個階段,出生前的那一刻,寶寶開始一縮一放,即將誕生卻又還沒有的狀態,或寶寶經驗到產鉗的夾出,或是臍帶繞纏等等。

第四個階段則是誕生的頭 6 個小時,寶寶是否被眾人歡迎、期待。

成人內在的莫名恐懼,大多源自於出生的這 4 個階段。

◆蘇菲旋轉,旋開無意識恐懼

當這些過去的程序被重新經驗和移除,改變氣場層的狀態之後,生

命的動能就會重新開始，然後整合其他不同的環節進行轉化。

　　因此，在帶領的過程，會請學員們進行蘇菲旋轉，讓更多無意識層面的恐懼被旋轉開來，讓真我與天地合一，藉由找到身體的中軸，進入生命的臣服與信任。即使是閉著眼睛旋轉，但他們會開始相信內在的神性，可以帶領著他們。

　　此時，進入自動旋轉的過程，初期可能會像盲人一樣小心翼翼，而後當內在開始轉化，便會邁開大步、昂首闊步。一開始，工作人員會守在旁邊護持，避免有人因離心力過大會突然飛旋出去，進行一段時間後，學員們開始找到平衡點，也不再害怕，體驗到與內在大我合而為一的狀態，慢慢地信任生活中每個來到眼前的事物，發現已經沒有什麼好懼怕的事情了，開始有勇氣跳脫框架、穿越情境，願意接受挑戰，進而走上自己的道路。

　　如同《分歧者》（Divergent）電影劇情下的主角，能跳脫制約的框架，發現一切只是頭腦誤以為的恐懼幻象，因此勇於冒險，成為生命道路的創見／建者。

【療癒個案 03：42 歲女性空服員】

找到心之所向，迎接下一站幸福

⚜ 困擾症狀：缺乏工作熱情、失去生活方向

敏儀是名空服員，工作與收入相當穩定，後來也結了婚，有著融洽的家庭生活。

長期往返各個國家的班機與旅程，漸漸地發現自己，不像以往對工作充滿熱情，也對生活感到迷惘。

儘管婚姻生活沒有太多爭執，不過兩人興趣不同，加上夫家較為傳統，一直希望有小孩，漸漸地有了觀念上的分歧。

不過她與先生的關係也還算融洽，只是她想走出自己的路，讓生命能有更多元化的發展，因此才不想要有小孩，於是覺得這樣繼續下去，會耽誤到對方和夫家的期待。

⚜ 轉化契機：習氣調整，引領關係和諧

一次前來工作坊，透過諮詢，發現自己渴望助人，想要進入社會福利單位，實際深入民間。

諮詢過程中，我帶著敏儀進入靈氣回溯療法與習氣調整法，慢慢地，她發現與先生可以有婚姻之外的可能，因此回頭與先生討論後，雙方合

意離婚，帶著祝福與喜悅的方式與對方道別，讓關係有了圓滿的結果。

接著，我開始引導學習靈氣療法和芳香療法、呼吸靜心，作為她的居家實修練習。

她變得勇於承擔壓力與挑戰，開始預備轉職，由於畢業後就進入航空業，因此在職場技能上與社會脫節，也不懂電腦程式應用，決定先去政府補助的就業技能職訓中心學習電腦軟體，從最基本的 Word、Excel 開始，後來竟然連 Autocad、Photoshop 等繪圖軟體也一併學會了。

♨ 自我療癒：斷捨離，前往下一站幸福

不久後，敏儀順利轉換跑道，在某家癌症中心擔任服務基層。

不到一年，她的認真、積極表現受到主管賞識，一路升上管理階層，帶領一整個團隊，又協助相關法規立案通過，幫助了許多家庭。

從敏儀的例子來看，愛並非執著的佔有，而是當我們發現無法再給出更多的愛時，願意放手，讓對方有機會得到更好的幸福。

假使沒有極大的勇氣，無法真正做到斷捨離，也能透過這些療癒過程，找到自己的人生方向與使命。

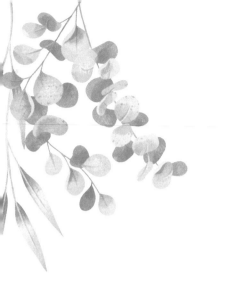

03

身心靈之旅・實證案例

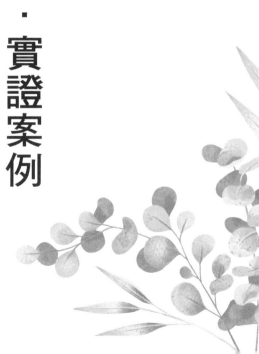

若要談到靜心冥想或是整合療法，就要說說我帶領多次的身心靈之旅。

這種方式是把許多療法元素整合在一起，一開始的發想，源於 20 年前深入學習芳香療法時，我們會集體在晨間到某個戶外的大自然空間，或是公司較寬敞空間，進行肢體開發訓練或靜心，打開感官覺知的練習，有時則是完成居家功課——在人行道或某些可能場域，獨自環抱大樹，感受大樹的脈動，把體驗完整的記錄下來並追蹤。此外，我們還需要學習素描、書法、現代舞、看舞台劇、藝術展覽，甚至茶道、泛音、表達性藝術治療等靜心，與自我探索法門。

那時期的領悟至今仍記憶猶新，尤其是從金融產業轉換跑道的我，那一刻覺察到身體與天地萬物之間很細微的連結，也從中開始觀照到身體、探索身心內部的變化。

尤其過去因為埋首業務、追趕時效，造成人際疏離、生活脫序，也從來沒有發現風吹拂在臉頰的感受、鳥鳴清脆悅耳的聲音，原來都能為內在帶來非常不一樣的體會。多年後，當我前往印度進行長達數月的靈修過程時，那些體驗更是深植靈魂深處。

🏵 身心靈之旅的起源

這樣的訓練過程中，聽覺、嗅覺開始變得更加細膩、敏銳，正是我在教學分享常說：「邊緣系統能喚醒人之所以為人，最核心的美好感受

與意涵。」這也是身心靈療育師這份志業，最能夠啟迪人們的意義。

後來，幾次前往德國、法國學習芳香療法，我們會於清晨 5 到 7 點，集體在被大自然包圍的環境中，保持禁語，進行某些靜心練習與自我對話的深度探索，並試著與植物產生連結等等，算是開始身心靈之旅的啟蒙。

而後多次前往印度進行深度的靈修、心靈成長，以及阿育吠陀療法學習，各種靜心技巧和法門，都在那時啟動了我的氣脈。

儘管過去早已深入脈輪的學習，並傳授相關的知識，但到了印度後，才真正品嘗到什麼是亢達里尼流動在各個脈輪的感受；又何謂頂輪被開啟時，能與天合一的體驗；抑或是持佛陀觸地印的手印，又連結圖騰（Yantra）靜心時，到達真正天人合一感受之境界等等。那種進入極喜，或療癒深層創傷後，喜極而泣地進入無緣由的愛、無條件的接納與給予，確實幫助人們發自內心蛻變，生出最直接永恆的力量。

我本身很喜愛旅遊，在旅遊過程能受到某些啟發、沉澱，讓人更細膩地品味出生命的許多真諦。我也發現在旅遊過程，能讓人放鬆下來，同時學習敞開心胸，領受各種不在期待值之下的事件。

那麼，何不應用已經學到的諸多療法與靈性教導，帶領人們藉由旅行，更深入自己內在探索呢？因此，在帶領各類工作坊之後，加上過去有許多組織人們去海外學習心靈成長課程，或舉辦各種音樂、藝術靜心的經驗，這個雛形便自然而然地孕育而生了。

在多次帶領身心靈之旅的心得體悟後，我將領悟做了這番註解，以
闡揚它的精髓：

靈魂與天地間的綻放

心靈與山河間的邂逅

身體與氣韻間的重逢

展演出身心靈悸動的旅程

旅行，是動態的感悟力

除了能讓疲憊的身心短暫的休憩歡樂以外

也可謂為整個生命劇碼的濃縮版微電影

旅行，如同列車上的屏幕

在列車上的旅人

總想要向外探訪世外桃花源

在花花世界的人外之人

卻總想窺探窗內的景緻與弦外之音

櫥窗裡的美是歲月的巧思

櫥窗外呢？

一轉身就是歲月的痕跡

窗裡窗外皆是風景

人生彷如一連串找出口的旅程

那麼 我們又能透過旅途

賦予生命的旅程什麼定義？

你可能已造訪過世界無數個名勝古蹟

見聞過不勝枚舉壯闊的奇山異水寶地

累計了許多飛行里程時數及用心挑選的明信片與紀念品

拍攝了無數經典的攝影集

蒐集了地圖上每一次的風和日麗

但有一種旅行與眾不同

卻是踏盡千山萬水後到達你素未謀面的故鄉

夢裡尋它千百度踏破鐵鞋得覓處

生命其實都在變化

大自然不停的在改變「界限」，卻毫無「框架」

你可曾在旅途間細細地品味過一棵樹、一草露？

人生不停歇的旅程毫無答案可言，它是一場又一場的冒險……

當你下定決心準備出發之時

最困難的時候就已退居幕後 揮袖過去了

讓我們聽蟲鳴鳥叫、玩石採砂

看日月星辰山川湖海

與自然一起呼吸

身心與靈魂重逢在初戀邂逅時久違的感動……

由上述我所述諸的文字，便能窺見身心靈之旅對於整個身心意識的提升，所能展現的助益為何，也可視之為身心靈療法整合交叉應用中的最高境界，是帶領者最具挑戰功力的考驗，包含要事前熟稔當地文化特色，找到與想要帶領的主題之相關心靈元素。

旅程，啟動：穿越生命體驗之行

◆ 規劃地點，計有：印度、不丹、雲南、尼泊爾、美國、台灣、馬來西亞、中國

◆ 行前規劃：為每個旅程設定主題、療癒練習

首先，要先決定地點，對當地文化歷史及地理條件的優勢先有初步認識。接著，開始設定主題，想在這個旅程喚醒、幫助人們什麼，然後就是擬訂天數，可長可短。

課程架構端視天數而定，也取決於當地各地理位置的車程、天候、季節狀態等考量，也要評估交通工具及成本結構等。

　　整個主題可以設計排毒練習，不論是呼吸療法啟動的排毒，或是飲食淨化，一般會搭配清晨做呼吸靜心，因此參加學員往往會在清晨 5 到 6 點集合，集體開始進行呼吸靜心或是瑜珈伸展、肢體訓練，有時則會進行靈魂重生按摩，亦即運用草藥油在氣場層及乙太體工作，或輕柔地在肉體表層工作。

　　在這類工作之後，有時也會結合繪畫療癒，或是心靈舞蹈、動態靜心的過程，取決於當天後續旅遊的行程與時間安排。

　　在住宿的選擇上，有些國家或區域不是這麼發達，像印度或不丹、美國雪士達山、雲南、馬來西亞某些地區，不見得會設置飯店，仍要選擇當地有寬敞室內空間的旅店，確保能在天候不佳時，可以在室內進行靜心或療癒課程，並於晚餐後進行脈輪舞蹈或心靈舞蹈。

　　因此，這些住宿選擇最好能親近大自然，以清幽、清淨為主要考量，而非觀光客眾多的地方，比較不會受到過多氣場的干擾。

◆引導活動：漂流體驗、吊橋體驗、騎馬體驗

　　當到達海拔高度較高的國家或高山，例如：不丹喜馬拉雅山、四川稻城亞丁、雲南梅里雪山或玉龍雪山、美國雪士達山等，我會帶領學員面對大山進行大山靜心或呼吸靜心。

　　在這種狀態下，小宇宙和大宇宙之間互相連結，因此氣脈會較快達

到暢通，透過呼吸療法與冥想靜心，學員都會反應與待在室內上課，有著截然不同的狀態，頭腦和意識在一早就變得格外清澈，整個身心愉悅，通體舒暢。即使有時差，他們也發現比以往更快地調整和適應，改善不舒適的情況。

接著，就會搭配旅遊，若時間夠長，就可以設定每日要進行的脈輪主題。

我會跟當地導遊合作，以下的環節都跟旅遊過程的移動地點有關，需要預先瞭解當地文化特色、植物生態、人文樣貌，再來安排搭配的課程練習。比方說，胃輪跟火的元素有關，在飲食選擇上會以啟動火元素為主，或是參加當地宗教或藝術表演，透過舞蹈奔放的能量，喚醒體內的火元素等。

‧ 不丹漂流體驗

假使是要敞開心輪，我們就會安排不丹漂流體驗，在過程中被優美的風景所環抱，沉浸在充滿水與高山的滋養之中。

有些人初期不敢坐在第一排的座位，除了視每個人的體重以配置座位，使船能夠維持平衡，同時鼓勵學員「穿越恐懼」，在漂流的驚恐之中，還要專注聆聽安全訓練員（船伕）的指令，同時觀照夥伴船槳升起與放下的默契，對於日常生活裡面對家庭或職場的人際互動過程，都有相當

大的助益。

因為除了要做好自己份內工作（動作）以外，同時還需要觀照他人，不是只求自己的前進，也要等待他人跟你一起成長，才不會讓船只在原地打轉，或是被急流沖得滿身是水，而能朝著正確的方向前行。

假使我們是最好的舵手，如何引領自己，又帶動他人前進？還要細微地覺知，在急流中如何勇退，如何迎向它？

這些都可以銜接旅程中，事先已經引領他們學習到的「聆聽藝術」等心靈教導，有了這些基礎理論的鋪陳，學員往往會藉由旅程中所設計的環節，融會貫通又躍躍欲試。

透過這場驚聲尖叫的行動，自然地幫助學員們敞開心輪，此時因為將理論教導與實際旅遊環節結合，讓體驗直接成為教導本身，趣味橫生的經驗，在意識層重新排列組合，成為深刻難忘的記憶。於此，無意識層面的包袱也將跟著轉化、清理、落下。

因此，許多參加身心靈之旅的學員，在旅程結束後的 3 個月到半年，都會回饋那些過程，對他們後續人生發生的改變和幫助，甚至多年過去了，還會經常想起那段歷程，成功見證對於他們生命發展上的實際助益。

· 不丹吊橋體驗

不丹有世界最長的吊橋之一，也是一種穿越恐懼的練習，讓寓教合

而為一。

　　有些人有懼高症，因此這也是一種很好的穿越，這些都會銜接清晨在呼吸實修過程的某些引導，因此來到旅遊中的這一刻，他們會願意勇於嘗試。

　　因為有時旅遊過程並沒有退路，假使你不朝這個方向前進，便無法去到下一個旅遊景點，其中沒有其他交通工具可以到達，這時他們就會願意嘗試突破與前行。

　　這也是引導學員們看見生命的很多時刻，也是這樣「沒有退路」，你不可能裹足不前，直到黑夜來襲，在高山中受寒，無法完成今日的旅程，就無法回到被窩裡睡覺。

　　因此，有時會在清晨靜心的環節後，先預告今日旅遊會去到哪些地方，在哪些場域裡可以體驗到哪些部分，先有心理準備，但也不用說明過多細節，因為讓每個人親身體驗，由體驗成為教導本身是很重要的一環。

・不丹、雲南騎馬體驗

　　有時候，我也會運用當地可以體驗的項目，例如騎馬。

　　像不丹或某些地方（雲南、德國）可以騎馬，一來可讓團員省去許多的體力與時間，二來可以增添趣味，三來可以幫助他們打開海底輪及穿越恐懼。

因為過程中能體驗到，你對生命的信任、信任馬伕、信任自己、信任不熟悉的生物（馬），因為作為人，我們與大自然、動植物本是一體。然而，有些馬並不是這麼乖順，可能想要超越前面的同伴，或是偷懶、想走靠近山崖地方吃草。

其中，還包括騎馬的姿勢，上山時，你的身體需要微微向前傾，讓馬不會過於吃力；下陡坡時，你又要讓身子微微後傾，又不能過度拉緊馬繩，以免馬兒緊張而俯衝。此外，不能隨便拍馬屁（拍打馬的屁股），以免馬會爆衝或後踢等等，在在考驗我們的信任與細膩觀照。

這些主題配套都跟脈輪的議題，或是想要引導的設計，息息相關。

🔱 大山靜心：打開五感，消彌藩籬與隔閡

旅程可能會充滿歡笑，相當熱鬧，然而有時也需要安靜。

若是需要學員安靜下來，以利於覺知時，就需要引導他們，這種身心靈之旅與一般旅遊走馬看花、喧鬧完就散場的型態極為不同。

有時候，我也會運用自然元素，例如打開聽覺的練習，打開耳朵細膩地聆聽，他們會發現風吹在樹梢上產生的沙沙聲響，原來是這種感覺，甚至延續導引到他們用餐時也保持禁語，在不說話的情況下，品味食物進入味蕾的過程、餐具在餐盤中或在嘴中產生的聲響，以及咀嚼食物時，

牙齒咬動的聲音……，都能讓每個學員各自體悟出內在不同的共鳴。

他們也會發現，已經好久沒有真正聆聽大自然的聲音，與生活周遭缺乏互動，生活已成為過度機械化，因而製造出許多藩籬與隔閡。

透過這些過程，許多人會從中領悟到：「我除了忘了聆聽大自然，也忘了聆聽別人。」自然地啟動自己的觀念和想法，如同《曠野的聲音：一位美國醫生在澳洲沙漠的心靈之旅》（*Mutant Message Down Under*）一書中，主角談及他如何被帶入原始叢林，頭腦開始從這些自然元素中，放下頭腦的框架或對社會成功形象和標準等等，進入靈魂深處最深刻的轉化般。

⚜ 寫一首詩：與物體的細密連結

有時候，則會邀請學員對一個具象的物體連結。

比方說：地上的石頭、天空的雲朵、旁邊的一棵樹，或是一片葉子等，當下你對什麼最有感覺，就找到一個物件與它連結。

找到這個物件後，進行連結，把你對它的感受寫成一首詩，讚美它。我通常會給團員半小時或一個小時完成這樣的連結，完成之後，回到某個集合地點，大家輪流分享自己所寫的詩（第一回合）。

在學員們完成第一輪吟詩分享之後，引導他們將字句改為「第一人

稱」後，再唸出來（第二回合）。結束後，再邀請他們將每個第一人稱後面，加入逗點，然後再加入自己的名字，繼續吟詠出後面帶出的詩句（第三回合）。

當改為第一人稱（我）的時候，就會突然有一種觸動；之後，再把「我」改為「我，○○○（姓名）」，就有了更深的觸動。

如此一來，就會開始對自我產生許多接納，看見原來自己生命中擁有這麼美好的本質。類似這樣，透過活動的啟發，就會自然而然地發生療癒，而每個小活動或小遊戲，其實都是一個帶領自己找到前路的窗戶或出口。

結束當天的旅程與練習之後，回到飯店，我們就會進行脈輪舞蹈，或是動態靜心舞蹈、心靈舞蹈等等，讓一整天經驗過程的能量，可以再次流動與整理，讓整個身心靈療癒之旅，有著美好的收尾。

【療癒個案 04：57 歲家庭主婦】

移除內在木馬程式病毒，重啟信念迴路

🜔 困擾症狀：極度恐慌症

秋霞在報名身心靈之旅時，一直猶豫不決，三進二出，在前 2 次報名時，總是到了機位要開票的那一刻，又跟旅行社的業務喊卡。

她內心想要去，卻又臨陣退縮，旅行社也覺得納悶，怎麼一直讓大家白做工，讓我非常為難。這一次再次收到她的報名，只好盡可能保留機位，還好第三次終於決定跟進，總算下定決心，嘗試一次出走的機會。

奇特的是，出發後的第二天晚上，秋霞睡的那一間房出現許多狀況，跟她一起同睡的夥伴靜敏也非常不解。

一下子冷氣過熱，出來的都是熱風，也不知道為什麼；一下子房內電話故障，突然無法打到其他房間，透過群裡告知遇到哪些狀況；過不久之後，又是冷氣變成過冷，像是冰凍庫一樣。

那一晚，我連續跑去那間房間好幾次，一會兒冷氣問題處理好了，當我離開不久，又是淋浴間的水會一直溢出，流到廁所外面。我們趕緊通報飯店服務人員，於是臨時幫她們換了房間。

就當我終於回到房內，準備沐浴就寢，電話又響了。室友說秋霞洗

澡時發現她的腿莫名流血，害怕地一直哭。於是，我又連忙跑了過去，其他國家的團員與我的帶課老師得知情況後，忍不住問：「台灣學員都這麼依賴嗎？一點小事都害怕得需要立即處理和安撫？」

當我來到房裡，本以為是她的身體出現什麼巨大情況，結果只是在毫無任何外力，白天也無感覺撞到什麼地方，就出現一個極小的大約 1 釐米的小洞，有點流血情況而已。

一般這種情況下，是不太可能會大哭大鬧，尤其是已經拉拔兩個小孩都到大學的母親，通常不會為這樣一點點小事而哭泣。

"

因為害怕失去，所以不斷抓緊，
都是出於內心深層的恐懼。

"

⚜ 轉化契機：走出恐懼，外在是內在的投影

於是，當我走回我的房裡，因著過往深厚芳香療法紮實基礎背景，便拿出幾瓶止血、降發炎、抗菌的精油前去，教導秋霞如何使用，並徒手為她塗抹在患部，接著安撫她的情緒，讓她正視自己的內在。

過去她已經參加我的課程多年，我感覺時候到了，她的內在是準備好的，就很直接地引導她接下來幾天須自我覺察的部分。

因為外在世界是內心的投影，她的內在創造了外在的實相，無非是要讓她這一刻真正深入探索到更深層的意義。

而後，因為她的室友靜敏也是跟隨課程多年的學員，雖然生命歷程比她更為辛苦、波折，但因為傻大姊性格又天性樂觀，因此較為正向積極，我就交代她可以好好跟對方分享自己過往的歷程，是怎麼運用教導度過，我就放心離開了。

雖然秋霞仍然很不安心地希望我可以繼續留下來，但是時間晚了，加上我知道這只是轉化的過程，過兩天跟隨旅程，很快就會好了。

沒想到當我走回房裡，她就傳來訊息說：「謝謝老師，血流已經停止了。」

隔幾天，看見秋霞和靜敏變成很好的夥伴，一同成長。後來她自己領悟到，她報名時的三進二出（差一點就三出）也是源於她有太多恐懼，

還有自己之前的罹癌經歷，都是因為深層恐懼導致的生理變化。

因為她太害怕失去了，所以不斷地緊抓，對於不確定的事物，總是抱持懷疑的態度，所以藉由這次的流血事件，或是生命中意外發生，都是讓她能夠觀照到自己。

🪷 自我療癒：讓家人一同進入愛的流動

後來，旅程結束回到台灣，她發現身心靈之旅對她有重大意義。

重點不在於當下事件的發生，而是在回來之後，經過多年了，至今她仍會說：「還好那次有去喔！那次讓我……。」

後來，當她再次遇到家庭變故、難以抉擇的事情，回想到旅程中「穿越恐懼」的覺醒，突然意識到自己的條條框框，原來源自於家庭，由於家人們始終都有這樣的性格，不敢做出改變。

先前在課程中學習到的「4個籃子」，或是阿育吠陀療法、呼吸療法等，都是在幫助她清理這層無意識，或跟著學習的水晶砵療法、薩滿療法，也都在打開她的感官體驗。

當她有了這層領悟後，於是很有勇氣地開始撐起身為家中大姊的角色扮演，引領家人做出轉變，一同進入和諧與愛的流動裡，進而改善了家庭關係。

在成長的歷程中，每個人或多或少都會經驗到不被肯定，或當下經驗到的感受，那件事並非一定要多麼巨大，但有些儀軌在無意識層面不自覺地累積形塑的，就好比電腦中了木馬程式病毒一樣。

假使這些創傷經驗沒有被移除，就會在生命中吸引相同模式或頻率，創造不必要的障礙，干擾往後人生的發展。

透過阿育吠陀自然醫學與整合療法的帶引，一旦大腦思維層改變時，我們的程序就會改變，信念迴路也會發生改變，也會領悟到生命許多緊抓著的故事，其實都只是幻象。

而這些自以為真的劇情、信以為真的情緒，便會自動從頭腦中脫鉤，還原我們生命的真實原貌，帶來真正的平和與喜悅。

〞〞

當創傷經驗未被移除，
將在生命中創造出不必要的障礙，
干擾往後人生。

〞〞

參考文獻

1、鄭淑卿（2013）。*從正念日記到自我療癒：正念如何帶來治療*。南華大學宗教學研究所。未出版。

2、梁馨科、黃俊傑（2011）。身心靈整合健康觀：健康促進學校的未來展望。*2011 未來與管理學術研討會論文集*。宜蘭：宜蘭佛光大學。

3、柏杉山、張靜姝、李青、劉克明、郭昌勝、王玉秋（2009）。量子點環境暴露與細胞毒性效應研究進展。中國：南開大學環境科學與工程學院。

4、許心華（2018）。*藥膳食療之研究與探討——花波療法*。世界中醫藥學會聯合會 2018 年論文集。中國：世界中醫藥學會聯合會。

5、許心華（2020）。*量子花波療法——從量子醫學談花波*。美國聖保羅大學博士論文。

6、許心華（2000）。*天天好心情——巴曲花精情緒密碼*。台北市：博斯智庫。

7、戴特沃德（2009）。*身心合一*。中國：中國言實出版社。

8、許心華、謝昊霓（2019）。*遇見巴曲花波：關於人格、脈輪、情緒與量子醫學實證*。台北市：博思智庫。

9、許心華、謝昊霓（2020）。*生命之謎 VS. 量子糾纏：關於生命、大腦、情緒、意識與量子醫學實證*。台北市：博思智庫。

10、Bernie S. Siegel（1994）。*愛‧醫藥‧奇蹟：創造醫學奇蹟的科學心靈療*。邵虞譯。台北市：遠流。

11、Pamela Kribbe（2010）。*靈性煉金術：激勵人心的約書亞靈訊*。台北市：方智出版社股份有限公司。

12、Anodea Judith, Ph.D.（2013）。*脈輪全書：意識之旅的地圖，生命之輪的指南*。林熒譯。台北市：積木文化。

13、Jon Kabat-Zinn（2014）。*正念的感官覺醒*。丁凡、江孟蓉、李佳陵、黃淑錦、楊琇玲譯。台北市：張老師文化。

14、OSHO（2014）。*奧修脈輪能量全書：靈妙體的探索旅程*。莎薇塔譯。台北市：生命潛能出版。

15、邱顯峯（2015）。*脈輪與拙火瑜珈*。台北市，喜悅之路靜坐協會。

16、Bessel van der Kolk（2017）。*心靈的傷，身體會記住*。劉思潔譯。新北市：大家出版。

17、Marlo Morgan（2018）。*曠野的聲音：一位美國醫師在澳洲沙漠的心靈之旅*。李永平譯。台北市：足智文化有限公司。

18、Vasant Lad（2019）。*阿育吠陀原理：自我修復的科學*。劉海凝譯。台北市：橡實文化。

19、Alexander Loyd（2021）。*「療癒密碼」經典三書：療癒密碼＋夢想密碼（經典首版）＋療癒密碼2改寫根源記憶*。張琇雲、聿立譯。台北市：橡實文化。

20、Stoddart, D. Michael (1990). *The Scented Ape:The Biology and Culture of Human Odour.* Britain, Cambridge:Cambridge University Press.

21、Wainrib, Barbara Rubin(2006). *Healing Crisis And Trauma With Mind, Body, And Spirit.* America, New York:Springer Publishing Company.

22、Swatmarama, Yogi(2018). *Hatha Yoga Pradipika.* America, Adelphi Press.

GAEA 蓋亞天棠

育天地萬物之馥郁

化混沌飄渺於光明

迎取宇宙的天泉恩賜

釀出棠香的甘醇芬芳

—— GAEA 蓋亞天棠・靈性療癒祈禱詞

GAEA 蓋亞天棠

🌾芳香療法 🌾阿育吠陀 🌾 心靈課程 🌾 肢體療法教學

🌾身心靈整合療法應用教學

🌾 SPA 技術指導與規劃 🌾 靜心藝術

薛仲玲 Siria 自然醫學博士

臺北市中山區建國北路 1 段 156 號 12F-1

（捷運松江南京站 5 號出口）

諮詢時間：

週一至週六 10：00 ～ 19：30

週日 10：00 ～ 18：00

松江南京

松山新店線

南京東路二段

中和新蘆線

5

4

松江路

建國北路二段

長安東路二段

薛仲玲粉絲專頁

作者簡介

薛仲玲 Siria <small>自然醫學博士</small>

長期鑽研芳香療法、印度傳統醫學及自然療法超過 20 年，擅長肢體療法、孕婦芳香療法、阿育吠陀療法與能量整合教學。
曾走訪法國、德國、美國、印度、雲南、四川、馬來西亞等靈性聖地，整合出一套有效的身心靈實修方式，開始分享在關係中發現愛的各項主題及靜心療癒。授課於醫療院所及各大自然療法企業。

學歷
美國德保羅大學自然醫學博士
華夏科技大學化工系

現職
美國西南德保羅大學自然醫學研究所教授
美國 IPMO 德華國際專業證照培訓中心處長／教授
IPMO 美國自然醫學醫師
美國自然醫學研究院國際花波健康管理講師
蓋亞天棠執行長

經歷
蓋亞身心靈整合中心創辦人
美國自然醫學研究院國際花波講師
德國芳療協會第一屆認證芳療師
美國國際整體暨自然醫學學會靈氣 Reiki 高階執行師
阿卡莎花精諮商師
擴大療癒法執行師
Insha 能量療癒師
印度合一大學註冊合一進階訓練師
世界自然醫學大學芳香療法講師
人本自然生命科學總部技術長

總編審簡介

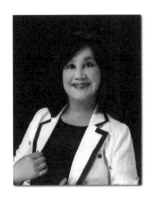

許心華 博士

美國西南德保羅大學東方 & 自然醫學研究院院長
美國國際自然醫學醫師總會中華分會榮譽會長
AANM 美國自然醫學研究院花精研究中心主任
美國哥倫比亞大學聯合基金會理事

著作
《天天好心情：巴曲花精情緒密碼》
《愛向我走來：心情博士的生命花園》
《遇見巴曲花波：關於人格、脈輪、情緒與量子醫學實證》
《生命之謎 VS. 量子糾纏：關於生命、大腦、情緒、意識與量子醫學實證》
《情緒救援，地表最強攻略：我和我的情緒寶寶》（總編審）

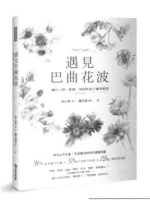

遇見巴曲花波：
關於人格、脈輪、情緒與量子醫學實證

巴曲花波療法借助大自然的能量，啟動修復機制，溫和改善人格的缺失，引導當下情緒反應，舒緩壓力，減輕身體的病痛。

作者：許心華 博士、謝昊霓 博士

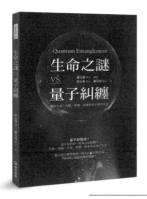

生命之謎 VS. 量子糾纏：
關於生命、大腦、情緒、意識與量子醫學實證

量子糾纏扭轉因果法則，打破時間和空間的限制，使過去、現在、未來有可能互相連通，時空旅行不再遙不可及，更成了醫學領域應用的嶄新突破！

作者：許心華 博士、謝昊霓 博士

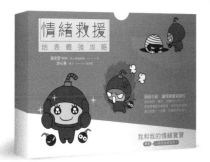

情緒救援，地表最強攻略：
我和我的情緒寶寶

「情緒寶寶」根據英國巴曲花波系統的 12 種人格原型為基礎，搭配不同人格特質把情緒角色化。

作者：謝昊霓 博士　　**總編審：**許心華 博士

國家圖書館出版品預行編目 (CIP) 資料

阿育吠陀實證醫學 / 薛仲玲作 .-- 第一版 .-- 臺北市 :
博思智庫股份有限公司 , 2022.02 面 ; 公分
ISBN 978-626-95733-0-1(平裝)
1.CST: 健康法

411.1   111000705

美好生活　40

阿育吠陀實證醫學

作　　　者｜薛仲玲
總 編 審｜許心華
主　　編｜吳翔逸
執行編輯｜陳映羽
專案編輯｜胡　梭、千　樊
美術主任｜蔡雅芬
媒體總監｜黃怡凡

發 行 人｜黃輝煌
社　　長｜蕭艷秋
財務顧問｜蕭聰傑
出 版 者｜博思智庫股份有限公司
地　　址｜104 台北市中山區松江路 206 號 14 樓之 4
電　　話｜(02) 25623277
傳　　真｜(02) 25632892

總 代 理｜聯合發行股份有限公司
電　　話｜(02)29178022
傳　　真｜(02)29156275

印　　製｜永光彩色印刷股份有限公司
定　　價｜350 元
第一版第一刷　西元 2022 年 2 月

ISBN 978-626-95733-0-1
© 2022 Broad Think Tank Print in Taiwan

博思智庫股份有限公司
博思智庫粉絲團　Facebook.com/broadthinktank

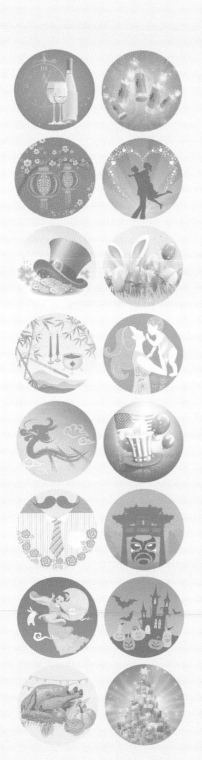

中西節慶文化英語
Eastern and Western Festivals

作　　者　Pei-Chin Hsieh / Owain Mckimm
翻　　譯　Gina Wang
企　　劃　葉俞均
審　　訂　Judy Majewski / Helen Yeh
校　　對　歐寶妮
編　　輯　Gina Wang
內文排版　陳瀅竹
封面設計　林書玉

出 版 者　寂天文化事業股份有限公司
電　　話　+886-(0)2-2365-9739
傳　　真　+886-(0)2-2365-9835
網　　址　www.icosmos.com.tw
讀者服務　onlineservice@icosmos.com.tw
出版日期　2017 年 8 月 初版二刷 (200101)

郵撥帳號 1998620-0 寂天文化事業股份有限公司
劃撥金額 600（含）元以上者，郵資免費。
訂購金額 600 元以下者，加收 65 元運費。
〔若有破損，請寄回更換，謝謝〕

國家圖書館出版品預行編目 (CIP) 資料

中西節慶文化英語 / Pei-Chin Hsieh, Owain Mckimm 作；
　Gina Wang 譯 . -- 初版 . -- [臺北市]：寂天文化，
　2017.08
　　面；　公分

ISBN 978-986-318-360-0 (16K 平裝附光碟)
ISBN 978-986-318-592-5 (20K 精裝附光碟)

1. 英語 2. 讀本
805.18　　　　　　　　　　　　　　　106009618